现代临床药学与心电图技术

王芳兰　主编

山东大学出版社
SHANDONG UNIVERSITY PRESS
·济南·

图书在版编目（CIP）数据

现代临床药学与心电图技术 / 王芳兰主编 . -- 济南：山东大学出版社，2025. 2. -- ISBN 978-7-5607-8631-5

Ⅰ. R97；R540.4

中国国家版本馆 CIP 数据核字第 2025U9M505 号

策划编辑　唐　棣
责任编辑　唐　棣
封面设计　天旺图书

现代临床药学与心电图技术
XIANDAI LINCHUANG YAOXUE YU XINDIANTU JISHU

出版发行　山东大学出版社
社　　址　山东省济南市山大南路 20 号
邮政编码　250100
发行热线　（0531）88363008
经　　销　新华书店
印　　刷　济南乾丰云印刷科技有限公司
规　　格　787 毫米 ×1092 毫米　1/16
　　　　　12.5 印张　300 千字
版　　次　2025 年 2 月第 1 版
印　　次　2025 年 2 月第 1 次印刷
定　　价　128.00 元

《现代临床药学与心电图技术》

编 / 委 / 会

主　编：

王芳兰　　山东大学附属儿童医院（济南市儿童医院）

副主编：

王晓丽　　山东大学附属儿童医院（济南市儿童医院）

作者简介

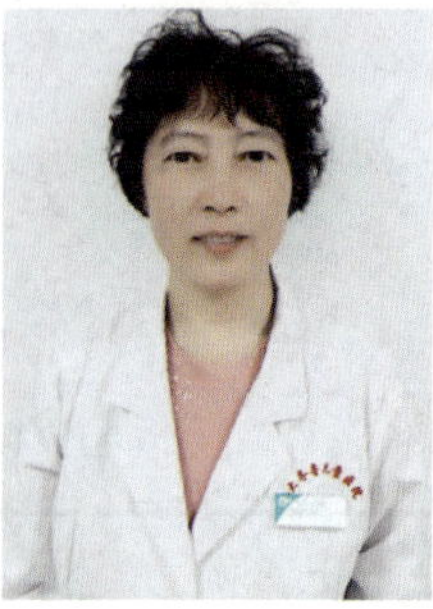

王芳兰

女，汉族，副主任药师，本科学历，1969年生于山东潍坊安丘，1989年毕业于莱阳卫校药剂专业，后又考入山东大学药学系，完成了药学的本科学习，现于山东大学附属儿童医院药学部病房药房工作。工作中认真负责，不断学习专业知识，尤其注重儿童用药安全及药物的发展近况，曾参编著作三部：《临床药学理论与实践应用》《中西药物结合与合理用药》《实用药学概论及新进展》；在《临床医药文献杂志》《健康大视野》《当代医学》等多家国家级刊物上发表论文数篇。

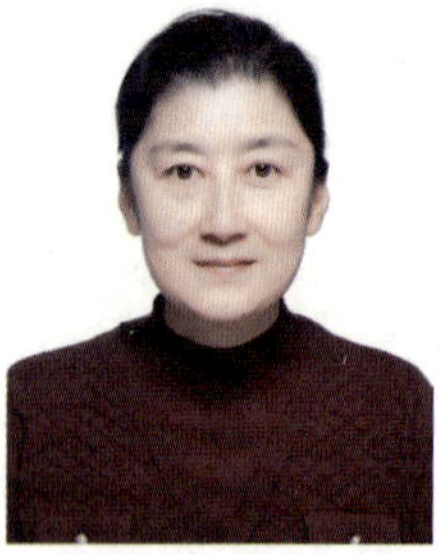

王晓丽

女，汉族，副主任技师，山东济南人，毕业于山东大学，本科学历。现任山东大学附属儿童医院心电图室主任，济南市医学会第一届心电学委员会副主任委员，济南市心电质控专家委员会副主委，山东省老年学与老年医学学会临床心电学委员会第一届副主任委员，山东省医学会心电学分会第一届委员会质量控制学组委员，山东中医药学会第一届心电学委员会常务委员，山东医师协会远程心电医学委员会第一届委员会常务委员，山东省心功能研究会临床心电学专业委员会委员，中国心电心律失常专业委员会全国委员。参加工作近30年，主要从事小儿普通心电图、24小时动态心电图、平板运动试验、24小时动态血压的检查和诊断工作；对于小儿复杂、疑难心律失常的分析与诊断具有较高的造诣和独到的见解。撰写论文十余篇。

前　言

小儿药物治疗是临床治疗的一个重要方面，它通过科学、安全、有效的合理用药，达到消除致病因素、减轻痛苦、治愈疾病的目的。小儿心电图是利用心电图机从体表记录心脏每一心动周期所产生的电活动变化图形的技术。为更好地治疗心脏疾病，缓解医患关系，减轻患者经济负担，提高患者生活质量，笔者参考大量国内外文献资料，结合国内临床实际情况，编写了本书。

本书主要介绍了小儿药物学与小儿心电图，分别介绍了抗生素药、合成的抗菌药、抗结核药、抗真菌药、抗病毒药、解热镇痛抗炎抗风湿药、镇痛药、镇静、催眠、抗惊厥药、祛痰药、助消化药、治疗消化性溃疡药、胃肠解痉药、胃肠动力药、镇吐药、催吐药、止泻药、微生态制剂、治疗溃疡性结肠炎药、维生素类、无机物类、营养药、抗代谢药、内分泌系统用药、解毒药、消毒药、皮肤科用药、五官科用药等药物，并介绍了小儿心电图的相关内容。

在编写过程中，由于时间有限，难免存在疏漏和不足之处，望广大读者提出宝贵的意见和建议，谢谢。

编　者

2025 年 1 月

目　录

第一章　抗生素药

第一节　β–内酰胺类

一、青霉素

（一）商品名或别名

盘尼西林，配尼西林，青霉素钠（钾）。

（二）用药指征

本品适用A组溶血性链球菌、B组溶血性链球菌、肺炎球菌、对青霉素敏感的金黄色葡萄球菌等革兰氏阳性球菌所致的各种感染，如败血症、肺炎、脑膜炎、扁桃体炎、中耳炎、猩红热、丹毒、产褥热等；也用于治疗草绿色链球菌和肠球菌所致的感染性心内膜炎，梭状芽孢杆菌所致的破伤风、气性坏疽、炭疽、白喉、流行性脑脊髓膜炎、鼠咬热、梅毒、淋病、回归热、钩端螺旋体病、樊尚咽峡炎、放线菌病等。在风湿性心脏病或先天性心脏病患儿进行口腔手术或牙科操作，胃肠道和泌尿生殖系统手术或某些操作时，为了预防心内膜炎的发生，青霉素也作为首选药物。

（三）用法与用量

（1）常用量：肌内注射，一日2.5万～5万U/kg，分3～4次给药；静脉给药：一日5万～20万U/kg，分2～4次。

（2）新生儿（足月产）剂量：一次5万U/kg，静脉给药，前2日每12小时1次，自第3日至12周每8小时1次，12周以后每6小时1次。

（3）早产儿剂量：第1周3万U/kg，每12小时1次，2～4周时每8小时1次，4周以后每6小时1次，静脉滴注。

（4）肾功能减退患儿剂量：肾小球滤过率（GFR）为10～15 mL/min时，给药间歇自8小时延长至8～12小时或剂量减少25%；当GFR少于10 mL/min时，给药间歇为12～18小时或剂量减至正常剂量的25%～60%。一般来说，患儿肾功能损害属轻中度者，使用常规剂量，不予以减量即可，肾功能损害严重者再调整剂量或延长给药时间。

（5）肌内注射50万U的青霉素钠或钾，加灭菌注射用水1 mL使之溶解；超过50万U者则需加灭菌注射用水2 mL，不应以氯化钠注射液作溶剂。静脉给药的速度不能超过每分钟50万U，以免发生中枢神经系统反应。鞘内注射时，1万U的青霉素溶于10 mL氯化钠注射液或脑脊液，徐缓注入。

（四）用药指导

（1）对本品及其他青霉素类过敏者禁用。

（2）使用本品前必须做皮肤过敏试验。如果发生过敏性休克，必须就地抢救，立即给患儿肌内注射0.1%肾上腺素0.5～1 mL，必要时以5%葡萄糖注射液或氯化钠注射液稀释作静脉注射，临床表现无改善者，半小时后重复一次。心跳停止者，肾上腺素可心室内注射。同时静脉滴注大剂量肾上腺皮质激素，并补充血容量；血压持久不升者给予多巴胺等血管活性药；抗组胺药可考虑采用，以减轻荨麻疹；有呼吸困难者予以氧气吸入或人工呼吸；喉头水肿明显者，应及时做气管切开。青霉素酶应用意义不大，因此酶虽可破坏青霉素，但对已形成的抗原－抗体复合物无作用，而且其本身也可产生过敏反应。

（3）为了防止严重过敏反应的发生，用青霉素类前必须详细询问过去病史，包括用药史，是否用过青霉素，有无易为患儿忽略的反应症状，如胸闷、瘙痒、面部发麻、发热等，以及患儿或家属有无变态反应性疾病等。青霉素皮肤敏感试验（皮试）对预测过敏性休克起着重要作用，但皮试阴性者不能排除出现反应的可能。有青霉素过敏史者一般不宜进行皮试，而改用其他药物。当无适当选用药物，必须应用青霉素类时，则须慎重为患儿脱敏。

（4）下列情况应慎用：①患有哮喘、湿疹、花粉症、荨麻疹等过敏性疾病史者；②肾功能严重损害时。

（5）青霉素钾或钠与重金属，特别是铜、锌和汞为配伍禁忌。

（五）制剂与规格

注射用青霉素钠：① 0.12 g（20 万 U）；② 0.24 g（40 万 U）；③ 0.48 g（80 万 U）；④ 0.96 g（160 万 U）；⑤ 0.6 g（100 万 U）。

注射用青霉素钾：① 0.125 g（20 万 U）；② 0.25 g（40 万 U）；③ 0.5 g（80 万 U）；④ 0.625 g（100 万 U）。

二、普鲁卡因青霉素

（一）商品名或别名

普青，Duracillin。

（二）用药指征

由于本品血药浓度较低，故其应用仅限于青霉素高度敏感病原体所致的轻、中度感染，如 A 组链球菌所致的扁桃体炎、猩红热、丹毒、肺炎链球菌肺炎，青霉素敏感金黄色葡萄球菌所致疖、痈以及樊尚咽峡炎等。本品尚可用于治疗钩端螺旋体病、回归热和早期梅毒。

（三）用法与用量

肌内注射：一次 20 万～40 万 U，一日 1～2 次。

（四）用药指导

（1）应用本品前需详细询问药物过敏史并进行青霉素、普鲁卡因皮肤试验。

（2）有哮喘、湿疹、花粉症、荨麻疹等过敏性疾病的患儿应慎用本品。

（3）应用本品须新鲜配制。

（4）用药期间，以硫酸铜法测定尿糖可能出现假阳性，而用葡萄糖酶法则不受影响；多数青霉素类的应用可使血清丙氨酸氨基转移酶或门冬氨酸氨基转移酶升高。

（5）过敏性休克偶见，一旦发生，必须就地抢救，予以保持气道畅通、吸氧，给用肾上腺素、糖皮质激素等治疗措施。

（6）药物过量主要表现是中枢神经系统不良反应，应及时停药并予对症、支持治疗。血液透析可清除青霉素。

（五）制剂与规格

注射剂：① 40 万 U［普鲁卡因青霉素 30 万 U，青霉素钠（钾）10 万 U］；② 80 万 U［普鲁卡因青霉素 60 万 U，青霉素钠（钾）20 万 U］。

三、苄星青霉素

（一）商品名或别名

长效青霉素，比西林，太陀西林，Tardocillin，Bicillin，Diben。

（二）用药指征

本品主要用于对青霉素高敏的 A 组 β- 溶血性链球菌引起的咽炎，对有反复发作史的风湿热，可作为治疗与预防药物，如扁桃体炎、淋病、风湿性心脏病、风湿热等患儿的长期预防性给药。

（三）用法与用量

临用前用适量灭菌注射用水制成混悬液，肌内注射，30 万～60 万 U 一次，2～4 周 1 次。

（四）用药指导

（1）应用本品前须详细询问药物过敏史并进行青霉素皮肤试验。

（2）有哮喘、湿疹、花粉症、荨麻疹等过敏性疾病的患儿应慎用本品。

（3）应用本品须新鲜配制。

（4）用药期间，以硫酸铜法测定尿糖可能出现假阳性，而用葡萄糖酶法则不受影响。

（五）制剂与规格

注射剂：① 30 万 U；② 60 万 U；③ 120 万 U。

四、青霉素 V

（一）商品名或别名

苯氧甲基青霉素，Pen–Vee K。

（二）用药指征

本品适用于青霉素敏感菌株所致的轻、中度感染，包括链球菌所致的扁桃体炎、咽喉炎、猩红热、丹毒等，肺炎球菌所致的支气管炎、肺炎、中耳炎、鼻窦炎及敏感葡萄球菌所致的皮肤软组织感染等。本品也可用于螺旋体感染和作为风湿热复发和感染性心内膜炎的预防用药。

（三）用法与用量

口服：一次 2.5～9.3 mg/kg，每 4 小时 1 次；或一次 3.75～14 mg/kg，每 6 小时 1 次；或一次 5～18.7 mg/kg，每 8 小时 1 次。

（四）用药指导

（1）患儿每次开始服用本品前，必须先进行青霉素皮肤敏感试验。

（2）对头孢菌素类药物过敏者及有哮喘、湿疹、花粉症、荨麻疹等过敏性疾病史者慎用。

（3）肾功能减退者应根据血浆肌酐清除率调整剂量或给药间隔。

（4）治疗链球菌感染时疗程需 10 日，治疗结束后宜做细菌培养，以确定链球菌是否已清除。

（5）对怀疑为伴梅毒损害之淋病患儿，在使用本品前应进行暗视野检查，并至少在4个月内，每月接受1次血清试验。

（6）长期或大剂量服用本品者，应定期检查肝、肾、造血系统功能和检测血清钾或钠。

（7）硫酸铜法尿糖试验可呈假阳性，但葡萄糖酶试验法不受影响；可使血清丙氨酸氨基转移酶或门冬氨酸氨基转移酶测定值升高。

（五）制剂与规格

片剂：① 0.25 g（40万U）；② 0.5 g（80万U）。

五、苯唑西林

（一）商品名或别名

苯甲异噁唑青霉素，新青Ⅱ。

（二）用药指征

本品用于耐青霉素的金黄色葡萄球菌感染。

（三）用法与用量

（1）口服或静脉滴注：一日50～100 mg/kg，分3～4次使用。

（2）新生儿，一次25 mg/kg，6小时1次；极低体重儿，一次25 mg/kg，1日3次。

（四）用药指导

（1）用前须做皮肤敏感试验，对青霉素类药物过敏者禁用。

（2）新生儿和肾功能不全者慎用。

（3）多数采用静脉滴注。

（4）本品与庆大霉素、土霉素、四环素、新生霉素、多黏菌素B、磺胺嘧啶、苯妥英钠、去甲肾上腺素、间羟胺、苯巴比妥钠、戊巴比妥、水解蛋白、B族维生素、维生素C、琥珀胆碱等存在配伍禁忌。

（五）制剂与规格

片剂：① 0.25 g；② 0.5 g。

注射剂：① 0.5 g；② 1.0 g。

六、氯唑西林

（一）商品名或别名

安美林，邻氯青霉素，瑞普林，Orbenin。

（二）用药指征

本品仅适用于治疗产青霉素酶葡萄球菌感染，包括败血症、心内膜炎、肺炎和皮肤、软组织感染等；也可用于化脓性链球菌或肺炎球菌与耐青霉素葡萄球菌所致的混合感染。

（三）用法与用量

1. 肌内注射

一日25～50 mg/kg，分4次。肌内注射时可加0.5%利多卡因减少局部疼痛。

2. 静脉滴注

一日50～200 mg/kg，分2～4次。新生儿体重小于2 kg者：1～14天，每12小时给予 25 mg/kg；15～30 天，每 8 小时给予 25 mg/kg。体重大于 2 kg 者：1～14 天，每 8 小时给予 25 mg/kg；15～30 天，每 6 小时给予 25 mg/kg。

轻、中度肾功能减退患儿不需调整剂量，严重肾功能减退患儿应避免应用大剂量，以防中枢神经系统反应毒性发生。

（四）用药指导

（1）有青霉素类药物过敏史者或青霉素皮肤试验阳性患儿禁用。

（2）对一种青霉素过敏患儿可能对其他青霉素类药物或青霉胺过敏。

（3）有哮喘、湿疹、花粉症、荨麻疹等过敏性疾病患儿应慎用本品。

（4）本品会降低患儿胆红素与血清蛋白结合能力，早产儿、新生儿尤其是有黄疸者慎用本品。

（5）大剂量注射本品可引起抽搐等中枢神经系统毒性反应。

（五）制剂与规格

注射剂：0.5 g。

七、氟氯西林

（一）商品名或别名

世君宁，氟氯苯甲异噁唑青霉素，氟沙星，奥佛林，Penplus，Flupen。

（二）用药指征

本品主要用于治疗耐青霉素金黄色葡萄球菌的严重感染，以及呼吸道感染（如急性咽炎、化脓性扁桃体炎）、感冒继发细菌感染、急 / 慢性气管炎、支气管炎、肺炎、肺脓肿、脓胸、骨髓炎、化脓性关节炎、急 / 慢性中耳炎、副鼻窦炎、牙周炎、疖、痈、丹毒、蜂窝织炎、破伤风、甲沟炎、创面及伤口感染、烧伤感染、导尿后引起的尿道炎、前列腺炎、淋病、心内膜炎、革兰氏阳性菌尤其是金黄色葡萄球菌引起的败血症。

（三）用法与用量

1. 口服

小于 2 岁的儿童，一次 62.5 mg，一日 4 次；大于 2 岁的儿童，一次 125 mg，一日 4 次。宜空腹口服，饭前 1 小时为宜。

2. 肌内注射

小于 2 岁的儿童，一次 62.5 mg，一日 4 次；大于 2 岁的儿童，一次 125 mg，一日 4 次。

3. 静脉注射或静脉滴注

一日 50～100 mg/kg，6 小时 1 次。

（四）用药指导

（1）用前须做皮试试验，阴性者方可使用。

（2）大剂量应用可出现神经系统反应，如抽搐、痉挛、神志不清、头痛等。

（3）在怀疑复合感染时，可合用阿莫西林、氨苄西林、头孢曲松、头孢他啶等治疗。

（4）注射时勿与血液、血浆、水解蛋白、氨基酸以及脂肪乳配伍。

（五）制剂与规格

胶囊：250 mg。

片剂（游离酸）：每片 125 mg。

注射剂：① 0.5 g；② 1.0 g。

八、氨苄西林

（一）商品名或别名

沙维西林，赛米西林，潘别丁，AB–PC，Penbritin，BRL1341。

（二）用药指征

用于治疗对本品敏感的金黄色葡萄球菌、溶血性链球菌、肺炎双球菌、淋球菌、脑膜炎球菌及白喉杆菌、百日咳杆菌、流感杆菌、大肠埃希菌、沙门菌、痢疾杆菌等引起的感染性疾病：呼吸道感染（肺炎、急慢性支气管炎和百日咳等），胃肠及消化道感染（肝胆感染性疾患、急慢性胃肠炎、菌痢、伤寒及副伤寒等），泌尿生殖系统感染（淋病、尿道炎、膀胱炎等），软组织感染和脑膜炎、败血症、心内膜炎等。

（三）用法与用量

1. 口服

一次 25 mg/kg，一日 2～4 次，空腹服用。

2. 肌内注射、静脉滴注

一日 50～100 mg/kg，一般每 4～6 小时 1 次。

（四）用药指导

（1）禁止鞘内注射。

（2）本品注射前必须做皮肤敏感试验，阴性者方可使用。

（3）大剂量静脉给药可发生抽搐等神经系统毒性反应。

（4）婴儿应用氨苄西林后可出现颅内压增高，表现为前囟隆起。

（五）制剂与规格

胶囊剂：250 mg。

注射剂：① 0.5 g；② 1.0 g。

九、阿莫西林

（一）商品名或别名

阿莫仙，羟氨苄青霉素，再林，Amolin，Amoxipen，Oxetacillin。

（二）用药指征

本品常用于敏感菌所致的呼吸道、尿道和胆道感染以及伤寒等。

（三）用法与用量

1. 口服

一日 25～50 mg/kg，分 3～4 次服用。

2. 肌内注射或静脉注射

一日 40～80 mg/kg，分 3～4 次。

（四）用药指导

（1）对青霉素过敏、青霉素皮试阳性者及传染性单核细胞增多症患儿禁用。

（2）为了防止严重过敏反应的发生，本品用药前必须详细询问过去病史，包括用药史、是否用过青霉素类药以及个人或家族有无变态反应性疾病等。

（3）用药中，一旦发生过敏反应，必须就地抢救。抢救措施见青霉素。

（4）本品极易溶于水，水溶液中β- 内酰胺环易裂解，水解率随温度升高而加速，所以注射液应新鲜配制，不宜配制后久置。

（5）本品与氨基糖苷类药（如庆大霉素、卡那霉素）、环丙沙星、培氟沙星等药属配伍禁忌，联用时不可置于同一容器中。

（6）治疗期间或治疗后出现严重持续性腹泻（可能是假膜性结肠炎）时，必须停药。

（7）用药过量时可采取支持治疗和对症治疗。

（8）由于其在胃肠道的吸收不受食物的影响，所以可以在空腹或餐后服药，并可以与牛奶等食物同服。

（五）制剂与规格

片剂：① 0.125 g；② 0.25 g。

注射剂：0.5 g。

干混悬剂：① 0.125 g；② 0.25 g。

颗粒剂：① 0.125 g；② 0.25 g。

十、阿莫西林克拉维酸钾

（一）商品名或别名

安灭菌，安美汀，安奇，Amoksiklav，Augmentin。

（二）用药指征

本品可用于治疗对该药敏感但对阿莫西林、氨苄西林或第一代头孢菌素耐药的产酶耐药菌引起的感染（呼吸系统、泌尿生殖系统、皮肤软组织、骨与关节以及其他感染）。

（三）用法与用量

以阿莫西林计。

1. 口服

小于 3 个月患儿，一次 15 mg/kg，每 12 小时 1 次；体重小于 40 kg，一般感染患儿，一次 25 mg/kg，每 12 小时 1 次，或一次 20 mg/kg，每 8 小时 1 次；严重感染患儿，一次 45 mg/kg，每 12 小时 1 次，或一次 40 mg/kg，每 8 小时 1 次，疗程 7～10 天；体重大于 40 kg 患儿，一次 0.375～0.75 g，每 8 小时 1 次。

2. 静脉滴注

小于 3 个月患儿，一次 30 mg/kg，每 12 小时 1 次，随后加至每 8 小时 1 次；3 个月～12 岁患儿，一次 30 mg/kg，每 8 小时 1 次，严重感染患儿每 6 小时 1 次；12～18 岁患儿，一次 1.2 g，每 8 小时 1 次，严重感染患儿每 6 小时 1 次。

（四）用药指导

（1）使用本品前必须详细询问患儿的过去病史，包括用药史、是否用过青霉素类药以及个人或家族有无变态反应性疾病等。

（2）肌内注射或静脉给药时，均必须做皮肤敏感试验。可用青霉素皮试液，也可用本品配制成 0.5 mg 皮试液，皮内注射 0.05～0.1 mL，20 分钟后观察结果，皮试阳性者不能使用。

（3）用药中，一旦发生过敏反应，必须就地抢救。抢救措施见“青霉素”部分。

（4）严重肾功能障碍者、假膜性结肠炎患儿慎用。

（5）长期用药时应常规监测肝肾功能和血象。

（6）本品口服时宜饭后服用，且应摄入足量的水，以防止出现尿结晶症。

（7）阿莫西林克拉维酸钾过量时主要表现为胃肠道症状和水电解质紊乱，可用平衡水、电解质的对症疗法，必要时也可采用血液透析法清除。

（8）长期用药可致菌群失调，发生二重感染。

（五）制剂与规格

片剂：阿莫西林 250 mg 或拉维酸钾 125 mg。

注射剂：①阿莫西林 1 g；②克拉维酸钾 0.5 g（2∶1）；③阿莫西林 1.0 g；④克拉维酸 0.2 g（5∶1）。

干混悬剂：①阿莫西林 250 mg；②克拉维酸钾 62.5 mg（4∶1）。

颗粒剂：①阿莫西林 200 mg；②克拉维酸钾 28.5 mg（7∶1）。

十一、哌拉西林

（一）商品名或别名

氧哌嗪青霉素，氧哌嗪青霉素钠，Piperacillin Sodium。

（二）用药指征

（1）治疗铜绿假单胞菌和敏感革兰阴性杆菌所致的各种感染，如败血症、尿路感染、呼吸道感染、胆道感染、腹腔感染、皮肤感染及软组织感染等。

（2）与氨基糖苷类药联用治疗粒细胞减少症免疫缺陷患儿的感染。

（三）用法与用量

1. 1 个月～12 岁的患儿

静脉滴注，一日 100～200 mg/kg，每 6 小时给药 1 次。

2. 12 岁以上的患儿

①肌内注射、静脉注射：适用于轻症患儿。一日 80～200 mg/kg，分 3～4 次肌内注射（每 1 g 溶于 2.5 mL 注射用水中）。②静脉滴注：适用于严重感染的患儿。一日 100～300 mg/kg，分 3～4 次。每克溶于生理盐水注射液 50 mL 中，于 20～30 分钟静脉滴注。

（四）用药指导

（1）用药前须详细询问患儿病史，包括用药史、过敏反应史，以及有无家族变态反应疾病史。有青霉素过敏史者一般不宜进行皮试，而应改用其他药物。

（2）经胃肠道外给药前必须做皮肤过敏试验。皮试阳性反应者不能应用本品。

（3）用药中，如发生过敏性休克反应，抢救原则和方法与青霉素过敏性休克相同。

（4）本品与庆大霉素、卡那霉素、新生霉素、多黏菌素 B、磺胺嘧啶、呋喃妥因、去甲肾上腺素、间羟胺、苯巴比妥、戊巴比妥、水解蛋白、B 族维生素、维生素 C、琥珀胆碱、碳酸氢钠等呈配伍禁忌。

（5）少数患儿（尤其是肾功能不全者）可导致出血，发生后应及时停药并予适当治疗。

（6）用药过量时主要进行对症、支持治疗；必要时可采用血液透析清除血液中部分药物。

（五）制剂与规格

注射剂（按哌拉西林计）：① 0.5 g；② 1 g；③ 2 g。

十二、哌拉西林他唑巴坦钠

（一）商品名或别名

特治星，锋泰灵，治星，联邦他唑仙，哌拉西林 / 他佐巴坦，哌拉西林 / 三唑巴坦。

（二）用药指征

本品适用于治疗对哌拉西林耐药但对本药敏感的产β- 内酰胺酶细菌引起的下列感染：

（1）阑尾炎、腹膜炎。

（2）非复杂性和复杂性皮肤软组织感染（包括蜂窝织炎、皮肤脓肿、缺血性或糖尿病性足部感染）。

（3）呼吸系统感染（如中度社区获得性肺炎及中、重度医院获得性肺炎等）。

（三）用法与用量

静脉注射（3～5 mL）或静脉滴注：溶于 5% 葡萄糖或氯化钠注射液，稀释浓度 15～90 mg/mL，滴注时间至少 30 分钟。

1. 下呼吸道、尿路感染、腹腔感染、皮肤感染、细菌性脓毒血症

新生儿，一次 90 mg/kg，每 8 小时 1 次；1 个月～12 岁的患儿，一次 90 mg/kg，每 6～8 小时 1 次，最大剂量每 6 小时 4.5 g；12～18 岁的患儿，一次 2.25～4.5 g，每 6～8 小时 1 次，通常每 8 小时 4.5 g。

2. 伴并发症的阑尾炎

2～12 岁的患儿，一次 112.5 mg/kg，每 8 小时 1 次，最大剂量每 8 小时 4.5 g，疗程 5～14 日。

（四）用药指导

（1）用药前须做青霉素皮肤试验，阳性者禁用。

（2）本品含钠，需要控制盐摄入量的患儿在使用本品时，应定期检查血清电解质水平。

（3）对于同时接受细胞毒药物或利尿药治疗的患儿，要警惕发生低钾血症的可能。

（4）不能与其他药物在注射器或输液瓶中混合。与其他抗生素同用时，必须分开给药。不得与只含碳酸氢钠的溶液混合，不得加入血液制品及水解蛋白液。

（5）肾功能损害时，剂量须减少，小于 12 岁儿童肌酐清除率小于 40 mL/（1.73 m^2·min）、12～18 岁儿童肌酐清除率小于 20 mL/（1.73 m^2·min），应减少剂量。

（五）制剂与规格

注射剂：① 1.125 g（含哌拉西林 1 g，他唑巴坦 0.125 g）；② 2.25 g（含哌拉西林 2 g，他唑巴坦 0.25 g）；③ 3.375 g（含哌拉西林 3.0 g，他唑巴坦 0.375 g）；④ 4.5 g（含哌拉西林 4 g，他唑巴坦 0.5 g）。

十三、阿洛西林

（一）商品名或别名

阿乐欣，欧乐施，天西林。

（二）用药指征

本品主要用于敏感的革兰氏阳性菌及阴性菌所致的各种感染以及铜绿假单胞菌感染，包括败血症、脑膜炎、心内膜炎、化脓性胸膜炎、腹膜炎及下呼吸道、胃肠道、胆道、泌尿系统、骨及软组织和生殖器官等感染，恶性外耳炎、烧伤、皮肤及手术感染等。

（三）用法与用量

加入适量5%葡萄糖氯化钠注射液、5%葡萄糖注射液或10%葡萄糖注射液中，静脉滴注。儿童，一日75 mg/kg，分2～4次滴注；婴儿及新生儿，一日100 mg/kg，分2～4次滴注。

（四）用药指导

（1）用药前须做青霉素皮肤试验，阳性者禁用。

（2）交叉过敏反应对一种青霉素类抗生素过敏者可能对其他青霉素类抗生素也过敏。也可能对青霉素胺或头孢菌素类过敏。

（3）下列情况应慎用：有哮喘、湿疹、花粉症、荨麻疹等过敏性疾病史者。

（4）避免与酸碱性较强的药物配伍，pH值4.5以下会有沉淀，pH值4.0以下及pH值8.0以上效价下降较快。

（5）与氨基糖苷类抗生素合用有协同作用，但混合后，两者的抗菌活性明显减弱，因此两药不能置于同一容器内给药。

（6）应用大剂量时应定期检测血清钠。

（7）静脉滴注时注意速度不宜太快。

（8）与伤寒活疫苗合用可降低伤寒活疫苗的免疫效应。

（五）制剂与规格

注射剂：① 1.0 g；② 2.0 g。

十四、美洛西林

（一）商品名或别名

天林，力扬，凯韦可，Mezlin。

（二）用药指征

本品用于大肠埃希菌、肠杆菌属、变形杆菌等革兰氏阴性杆菌中敏感菌株所致的呼吸系统、泌尿系统、消化系统、妇科和生殖器官等感染，如败血症，化脓性脑膜炎，腹膜炎，骨髓炎，皮肤及软组织感染，眼、耳、鼻、喉科感染。

（三）用法与用量

肌内注射、静脉注射或静脉滴注。肌内注射临用前加灭菌注射用水溶解，静脉注射通常加入5%葡萄糖氯化钠注射液、5%葡萄糖注射液或10%葡萄糖注射液溶解后使用。

1～14岁及体重大于3 kg的婴儿，一次75 mg/kg，一日2～3次；体重小于3 kg者，一次75 mg/kg，一日2次。

（四）用药指导

（1）用药前须做青霉素皮肤试验，阳性者禁用。

（2）交叉过敏反应对一种青霉素类抗生素过敏者可能对其他青霉素类抗生素也过敏。也可对青霉胺或头孢菌素类过敏。

（3）氯霉素、红霉素、四环素类等抗生素可干扰本品的杀菌活性，不宜与本品合用，尤其是在治疗脑膜炎或急需杀菌剂的严重感染时。

（4）肾功能减退患儿应适当降低用量。

（5）静脉注射宜缓慢，尽量避免静脉注射。

（6）与伤寒活疫苗合用可降低伤寒活疫苗的免疫效应。

（7）避免与 pH 值 4.5 以下的酸性药物和 pH 值 8.0 以上碱性药物配伍。

（五）制剂与规格

注射剂：① 0.5 g；② 1.0 g。

十五、磺苄西林

（一）商品名或别名

格达西林，卡达西林，里拉西林。

（二）用药指征

本品主要适用于对本品敏感的铜绿假单胞菌、某些变形杆菌属以及其他敏感革兰氏阴性菌所致肺炎、尿路感染、复杂性皮肤软组织感染和败血症等。对本品敏感菌所致腹腔感染、盆腔感染宜与抗厌氧菌药物联合应用。

（三）用法与用量

静脉注射或静脉滴注：一日 40～80 mg/kg，分 2～4 次。严重病例可用至一日 80～300 mg/kg，分 2～4 次应用。

（四）用药指导

（1）有青霉素类药物过敏史或青霉素皮肤试验阳性患儿禁用。

（2）过敏反应较常见，包括皮疹、发热等；过敏性休克偶见，一旦发生，必须就地抢救，予以保持气道畅通、吸氧、给用肾上腺素、给糖皮质激素等治疗措施。

（3）大剂量应用可引起神经毒性作用，婴幼儿尤其显著。

（五）制剂与规格

注射剂：① 1.0 g（100 万 U）；② 2.0 g（200 万 U）；③ 4.0 g（400 万 U）。

十六、头孢氨苄

（一）商品名或别名

头孢菌素Ⅳ，先锋霉素Ⅳ，头孢力新，Ambal，Brisoral，Ceporex，Keflex。

（二）用药指征

本品适用于敏感菌所致的急性扁桃体炎、咽峡炎、中耳炎、鼻窦炎、支气管炎、肺炎等呼吸系统感染、尿路感染及皮肤软组织感染等。本品为口服制剂，不宜用于重症感染。

（三）用法与用量

口服：一日 25～50 mg/kg，一日 4 次。皮肤软组织感染及链球菌咽峡炎患儿每 12 小时口服 12.5～50 mg/kg。

（四）用药指导

（1）在应用本品前须详细询问患儿对头孢菌素类、青霉素类及其他药物过敏史，有青霉素类药物过敏性休克史者不可应用本品，其他患儿应用本品时必须注意头孢菌素类与青霉素类存在交叉过敏反应的机会有 5%～7%，须在严密观察下慎用。一旦发生过敏反应，抢救措施见青霉素。

（2）有胃肠道疾病史的患儿，尤其有溃疡性结肠炎、局限性肠炎或抗感染药物相关性结肠炎者以及肾功能减退者应慎用本品。

（3）当每天口服剂量超过 4 g（无水头孢氨苄）时，应考虑改用注射用头孢菌素类药物。

（4）头孢氨苄主要经肾排出，肾功能减退患儿应用本品须减量。

（5）食物可影响药物吸收，宜空腹使用。

（6）长期用药可引起菌群失调，发生二重感染，也可出现维生素K和B族维生素缺乏。

（五）制剂与规格

胶囊剂：① 0.125 g；② 0.25 g。

片剂：① 125 mg；② 250 mg。

颗粒剂：① 50 mg；② 125 mg；③ 250 mg。

十七、头孢羟氨苄

（一）商品名或别名

欧意，Duracef，Ultracef。

（二）用药指征

本品适用于敏感细菌所致的尿路感染、皮肤软组织感染、急性扁桃体炎、急性咽炎、中耳炎和肺部感染等。本品为口服制剂，不宜用于重症感染。

（三）用法与用量

口服：一次 15～20 mg/kg，一日 2 次。A 组溶血性链球菌咽炎及扁桃体炎每 12 小时 15 mg/kg，疗程至少 10 日。

（四）用药指导

（1）在应用本品前须详细询问患儿对头孢菌素类、青霉素类及其他药物过敏史，有青霉素类药物过敏性休克史者不可应用本品，其他患儿应用本品时必须注意头孢菌素类与青霉素类存在交叉过敏反应的机会有 5%～7%，须在严密观察下慎用。一旦发生过敏反应，抢救措施见青霉素。

（2）有胃肠道疾病史的患儿，尤其有溃疡性结肠炎、局限性肠炎或抗感染药物相关性结肠炎者以及有肾功能减退者慎用本品。

（3）分散片可直接口服或溶于 40 ℃以下温开水口服，颗粒剂应溶于 40 ℃以下温开水口服。

（4）头孢羟氨苄主要经肾排出，肾功能减退患儿应用本品须适当减量。

（5）一日口服剂量超过 4 g 时，应考虑改注射用头孢菌素类药物。

（五）制剂与规格

片剂：① 0.125 g；② 0.25 g；③ 0.5 g。

分散片：0.25 g。

颗粒剂：0.125 g。

十八、头孢噻吩

（一）商品名或别名

先锋霉素Ⅰ，噻孢霉素，西保力新，Cephalothin，Cefalotin。

（二）用药指征

本品适用于耐青霉素金葡菌（甲氧西林耐药者除外）和敏感革兰氏阴性杆菌所致的呼吸道感染、软组织感染、尿路感染、败血症等，病情严重者可与氨基糖苷类抗生素联合应用，但应警惕可能加重肾毒性。本品不宜用于细菌性脑膜炎患儿。

（三）用法与用量

静脉注射或静脉滴注：一日 50～100 mg/kg，分 4 次给药。小于 7 天新生儿为每 12 小时 20 mg/kg；大于 7 天新生儿每 8 小时 20 mg/kg。

肾功能减退患儿应用本品须适当减量。肌酐清除率小于 10 mL/min、25 mL/min、50 mL/min 和 80 mL/min 时，每 6 小时给予的剂量分别为 0.5 g、1 g、1.5 g 和 2 g。无尿患儿每天的维持剂量为 1.5 g，分 3 次给药。血液透析和腹膜透析能有效地清除本品，透析期间为维持有效血药浓度，应每 6～12 小时给予 1 g。

配制静脉注射液作静脉注射时可将 1 g 本品溶于 10 mL 灭菌注射用水、5% 葡萄糖注射液或氯化钠注射液，配制成的溶液于 3～5 分钟内徐缓注入。供静脉滴注时，先将 4 g 本品溶于 20 mL 灭菌注射用水中，然后再适量稀释。腹腔内给药时，一般每 1000 mL 透析液中含头孢噻吩钠 60 mg。治疗腹膜炎或腹腔污染后应用头孢噻吩钠的浓度可达 0.1%～4%。

（四）用药指导

（1）交叉过敏反应。对一种头孢菌素或头霉素（Cephamycin）过敏者对其他头孢菌素类或头孢霉素类也可能过敏。对青霉素类或青霉胺过敏者也可能对本品过敏。

（2）本品与氨基糖苷类不可同瓶滴注。

（3）对肾功能减退患儿，应在减少剂量情况下谨慎使用；因本品部分在肝脏代谢，因此肝功能损害患儿也应慎用。胃肠道疾病史者慎用。

（4）每日剂量超过 12 g 可能发生肾毒性。

（5）与强利尿药、氨基糖苷类和其他具肾毒性药物联合应用可增加肾毒性。

（6）根据肾功能适当减量或延长给药间隔。

（7）大剂量使用本品可发生脑病。

（8）本品无特效拮抗药，药物过量时主要给予对症治疗和大量饮水及补液等。本品可为血液透析和腹膜透析清除。

（五）制剂与规格

注射剂：① 0.5 g；② 1.0 g。

十九、头孢唑啉

（一）商品名或别名

先锋霉素Ⅴ，先锋啉，凯复草，Ancef，Cefalin，Kefzol。

（二）用药指征

本品适用于治疗敏感细菌所致的中耳炎、支气管炎、肺炎等呼吸系统感染、尿路感染、皮肤软组织感染、骨和关节感染，败血症、感染性心内膜炎、肝胆系统感染及眼、耳、鼻、喉科等感染。

本品也可作为外科手术前的预防用药。

（三）用法与用量

静脉缓慢推注、静脉滴注或肌内注射：一日 50～100 mg/kg，分 2～3 次。

（四）用药指导

（1）对青霉素过敏或过敏体质者慎用。

（2）长期用药致耐药菌株大量繁殖，可引起菌群失调，发生二重感染。

（3）本品与下列药物有配伍禁忌，不可同瓶滴注：硫酸阿米卡星、硫酸卡那霉素、盐酸金霉素、盐酸土霉素、盐酸四环素、葡萄糖酸红霉素、硫酸多黏菌素 B、黏菌素甲磺酸钠、戊巴比妥、葡萄糖酸钙。

（4）不推荐早产儿及 1 个月以下的新生儿使用本品。

（5）本品不宜用于中枢神经系统感染，对慢性尿路感染，尤其伴有尿路解剖异常者的疗效较差。本品不宜用于治疗淋病和梅毒。

（6）可诱发支气管痉挛，导致支气管哮喘。

（7）本品水溶液较稳定，室温下可保存 24 小时。

（五）制剂与规格

注射剂：① 0.2 g；② 0.5 g。

二十、头孢拉定

（一）商品名或别名

先锋霉素Ⅴ，已环胺菌素，头孢环已烯，Velosef。

（二）用药指征

本品适用于敏感菌所致的急性咽炎、扁桃体炎、中耳炎、支气管炎和肺炎等呼吸系统感染、泌尿生殖系统感染及皮肤软组织感染等。

（三）用法与用量

（1）口服：一次 6.25～12.5 mg/kg，每 6 小时 1 次。

（2）静脉滴注、静脉注射或肌内注射，大于 1 岁患儿，一次 12.5～25 mg/kg，每 6 小时 1 次。

（3）肌酐清除率大于 20 mL/min、5～20 mL/min 或小于 5 mL/min 时，剂量宜分别调整为每 6 小时 0.5 g、0.25 g 和每 12 小时 0.25 g。

（4）配制肌内注射液时，将 2 mL 注射用水加入 0.5 g 装瓶内，须做深部肌内注射。

（5）配制静脉注射液时，将至少 10 mL 注射用水或 5% 葡萄糖注射液分别注入 0.5 g 装瓶内，于 5 分钟内注射完毕。

（6）配制静脉滴注液时，将 10 mL 适宜的稀释液分别注入 0.5 g 装瓶内，然后再用氯化钠注射液或 5% 葡萄糖液进一步稀释。

（四）用药指导

（1）在应用本品前须详细询问患儿对头孢菌素类、青霉素类及其他药物过敏史，有青霉素类药物过敏性休克史者不可应用本品，其他患儿应用本品时必须注意头孢菌素类与青霉素类存在交叉过敏反应的概率有 5%～7%，须在严密观察下慎用。一旦发生过敏反应，抢救措施见青霉素。

（2）本品与氨基糖苷类抗生素可相互灭活，当同时给予前述药物时，应在不同部位给药，两类药物不能混入同一容器内。

（3）本品不能与其他抗生素相混给药。

（4）本品中含有碳酸钠，因此与含钙溶液如复方氯化钠注射液有配伍禁忌。

（5）本品主要经肾排出，肾功能减退者须减少剂量或延长给药间隔。

（6）应用本品的患儿以硫酸铜法测定尿糖时可出现假阳性反应。

（五）制剂与规格

注射剂：① 0.5 g；② 1.0 g。

干混悬剂：0.125 g。

片剂：0.25 g。

二十一、头孢替唑

（一）商品名或别名

特子社复，益替欣，去甲唑啉头孢菌素钠，Tezacef。

（二）用药指征

本品用于敏感菌所引起的感染。

（1）呼吸系统感染：急慢性支气管炎、肺炎、支气管扩张、慢性呼吸系统疾病的继发感染等。

（2）泌尿系统感染：肾盂肾炎、输尿管炎、膀胱炎、尿道炎等。

（3）创伤性感染、败血症、烧伤、烫伤；浅表化脓性感染（毛囊炎、甲沟炎、疖、痈、脓肿、蜂窝织炎、丹毒、溃疡等）。

（4）深部化脓性感染：淋巴管炎等。

（5）耳鼻喉科感染：中耳炎、鼻窦炎、咽炎、扁桃腺炎。

（6）术前、术后预防感染。

（三）用法与用量

静脉注射、静脉滴注或肌内注射：一日 20～80 mg/kg，分 2～3 次。静脉缓慢注射时用注射用水、0.9% 氯化钠注射液、5% 葡萄糖注射液溶解；静脉滴注时溶于 0.9% 氯化钠注射液或 5% 葡萄糖注射液中；肌内注射时溶于 0.5% 盐酸利多卡因注射液中。

（四）用药指导

（1）用药前要详细询问患儿及家属过敏史并建议其进行皮肤过敏试验。对头孢类过敏者禁用本品，对青霉素过敏者慎用本品。

（2）静脉内大量给药，有时会引起血管痛、血栓性静脉炎。肌内注射时注射量应尽量小。

（3）肾功能障碍患儿，应视肾功能损害程度相应调整剂量及用药时间。

（4）本品与氨茶碱、氯化钙、葡萄糖酸钙、盐酸苯海拉明等抗组胺药、去甲肾上腺素、间羟胺、苯妥英钠、B 族维生素、维生素 C 等有配伍禁忌。

（5）药物溶解时如因温度原因出现混浊，可加温使其澄清后使用。药物溶解后宜立即使用，如需保存，应置于避光阴凉处，存放时间不应超过 24 小时。

（6）肌内注射时使用的溶剂不能用于静脉注射和静脉滴注。

（五）制剂与规格

注射剂：① 0.25 g；② 0.5 g；③ 1.0 g；④ 1.5 g；⑤ 2.0 g；⑥ 4.0 g。

二十二、头孢克洛

（一）商品名或别名

头孢氯氨苄，新达罗，再克，Ceclor。

（二）用药指征

本品主要适用于敏感菌所致的呼吸系统、泌尿系统、耳鼻喉及皮肤与软组织感染等。

（三）用法与用量

口服：一日 20 mg/kg，分 3 次给予，严重感染可增至一日 40 mg/kg，但一日总量不超过 1 g。

（四）用药指导

（1）与 β- 内酰胺类抗生素中存在交叉过敏反应，一旦发生过敏，抢救措施见青霉素。

（2）存在严重肾功能不全时要慎用头孢克洛，因为头孢克洛在无尿症患儿体内的半衰期为 2.3～2.8 小时。对于中度至重度肾功能受损患儿，剂量通常可不变。但在这种情况下应用头孢克洛的临床经验有限，因此应进行仔细的临床观察和实验室检查。

（3）已有报道，实际上使用所有的广谱抗生素（包括大环内酯类抗生素、半合成青霉素和头孢菌素）都会产生假膜性结肠炎。因此，若使用抗生素的患儿发生腹泻，考虑到这一诊断是很重要的。其程度可能从轻度至危及生命不等，对于轻度的假膜性结肠炎病例，通常只需停药即可奏效，对于中度至严重病例，则应采取适当的治疗措施。

对于有胃肠道病史（特别是结肠炎）的患儿，使用广谱抗生素（包括头孢菌素）要慎重。

（4）一般注意事项：长期使用头孢克洛会使不敏感菌株大量繁殖。因此，对患儿细心观察是必要的。如果治疗期间发生二重感染，必须采取适当措施。

（5）本品宜空腹口服，因食物可延迟其吸收；牛奶不影响本品吸收。

（五）制剂与规格

胶囊剂：0.25 g。

干混悬剂：0.125 g。

二十三、头孢丙烯

（一）商品名或别名

施复捷，希能。

（二）用药指征

本品用于敏感菌所致的下列轻、中度感染。

（1）上呼吸道感染：①化脓性链球菌性咽炎、扁桃体炎。通常治疗和预防链球菌感染（包括预防风湿热）应选择肌内注射青霉素。虽然头孢丙烯一般可有效清除鼻咽部的化脓性链球菌，但目前尚无可供借鉴的头孢丙烯预防继发性风湿热的资料。②肺炎链球菌、嗜血流感杆菌（包括产 β- 内酰胺酶菌株）和卡他莫拉菌（包括产 β- 内酰胺酶菌株）性中耳炎、急性鼻窦炎。

（2）下呼吸道感染：由肺炎链球菌、嗜血流感杆菌（包括产 β- 内酰胺酶菌株）和卡他莫拉菌（包括产 β- 内酰胺酶菌株）引起的急性支气管炎继发细菌感染和慢性支气管炎急性发作。

（3）皮肤和皮肤软组织：金黄色葡萄球菌（包括产青霉素酶菌株）和化脓性链球菌引起的非复杂性皮肤和皮肤软组织感染，但脓肿通常需外科引流排脓。

适当时应进行细菌培养和药敏试验以确定病原菌对头孢丙烯的敏感性。

（三）用法与用量

口服：①2～12岁的患儿：上呼吸道感染，一次7.5 mg/kg，一日2次；皮肤或皮肤软组织感染，一次20 mg/kg，一日1次。②6个月～12岁的患儿：中耳炎，一次15 mg/kg，一日2次；急性鼻窦炎，一般一次7.5 mg/kg，一日2次；严重病例，一次15 mg/kg，一日2次。

（1）疗程一般7～14日，但β-溶血性链球菌所致急性扁桃体炎、咽炎的疗程至少10日。

（2）肾功能不全患儿应调整剂量。

（3）血液透析可清除体内部分头孢丙烯，因此应在血液透析完毕后服用。

（4）肝功能受损患儿无须调整剂量。

（四）用药指导

（1）使用本品治疗前，应仔细询问患儿是否有头孢丙烯和其他头孢菌素类药物、青霉素类及其他药物的过敏史。有青霉素过敏史患儿服用本品应谨慎。凡以往有青霉素类药物所致过敏性休克史或其他严重过敏反应者不宜使用本品。如发生过敏反应，应停止用药。

（2）几乎所有抗感染药物包括头孢丙烯长期使用都可引起非敏感性微生物的过度生长，改变肠道正常菌群，诱发二重感染，尤其是假膜性肠炎。如出现上述情况，根据临床症状采取调节水和电解质平衡、补充蛋白质和用对耐药菌有效的抗感染药物治疗。

（3）确诊或疑有肾功能损伤的患儿（见用法与用量）在用本品治疗前和治疗时，应严密观察临床症状并进行适当的实验室检查。在这些患儿中，常规剂量时血药浓度较高和/或排泄减慢，故应减少本品的每日用量。同时，服用强利尿剂治疗的患儿使用头孢菌素应谨慎，因为这些药物可能会对肾功能产生有害影响。

（4）患有胃肠道疾病者，尤其是肠炎患儿应慎用头孢丙烯。

（5）头孢丙烯主要经肾脏清除，对严重过量，尤其是肾功能损伤患儿，血液透析有助于本品清除。

（五）制剂与规格

片剂：0.25 g。

分散片：0.125 g。

颗粒剂 0.125 g。

二十四、头孢哌酮

（一）商品名或别名

先锋必素，头孢氧哌唑，氧哌羟苯唑，先锋松，Cefobid，Cefobine。

（二）用药指征

临床上主要用于敏感菌引起的各种感染，如呼吸系统感染、腹膜炎、胆囊炎、肾盂肾炎、尿路感染、脑膜炎、败血症、骨和关节感染、盆腔炎、子宫内膜炎、淋病、皮肤及软组织感染等。

（三）用法与用量

静脉注射或静脉滴注：一日50～200 mg/kg，分2次用。静脉注射或静脉滴注可用生理盐水或5%葡萄糖注射液溶解稀释供输注。

（四）用药指导

（1）交叉过敏：对任何一种头孢菌素过敏者，对本品也可能过敏。

（2）肝病和/或胆道梗阻患儿，半衰期延长（病情严重者延长2～4倍），尿中头孢哌酮排泄量增多；肝病、胆道梗阻严重或同时有肾功能减退者，胆汁中仍可获得有效治疗浓度；给药剂量须予适当调整，且应进行血药浓度监测。当不能进行血药浓度监测时，每日给药剂量不应超过2 g。

（3）部分患儿用本品治疗可引起维生素K缺乏和低凝血酶原血症，用药期间应进行出血时间、凝血酶原时间监测。同时应用维生素K可防止出血现象的发生。

（4）长期应用头孢哌酮可引起二重感染。

（5）对诊断的干扰：用硫酸铜法进行尿糖测定时可出现假阳性反应，直接抗人球蛋白（Coombs）试验呈阳性反应。新生儿此试验亦可为阳性。

（6）新生儿和早产儿应用本品时，应权衡利弊，谨慎考虑。

（7）本品无特效拮抗药，药物过量时主要给予对症治疗和大量饮水及补液等。

（五）制剂与规格

注射剂：① 0.5 g；② 1.0 g；③ 1.5 g；④ 2.0 g。

二十五、头孢他啶

（一）商品名或别名

头孢噻甲羧肟，凯复定，复达欣，CAZ，Fortum。

（二）用药指征

本品用于敏感革兰氏阴性杆菌所致的败血症、下呼吸道感染、腹腔和胆道感染、复杂性尿路感染和严重皮肤软组织感染等。对于由多种耐药革兰氏阴性杆菌引起的免疫缺陷者感染、医院内感染以及革兰氏阴性杆菌或铜绿假单胞菌所致中枢神经系统感染尤为适用。

（三）用法与用量

（1）新生儿：静脉滴注。①小于7天的新生儿，一次25～50 mg/kg，一日1次；② 7～21天的新生儿，一次25～50 mg/kg，一日2次；③ 21～28天的新生儿，一次25～50 mg/kg，一日3次。

（2）1个月～18岁：一次25～50 mg/kg，一日3次，最大剂量一日6 g，静脉注射或滴注。

（3）患有囊性纤维化并发肺部铜绿假单胞菌感染的1个月～18岁的新生儿：一次50 mg/kg，一日3次，最大剂量一日9 g，肌内注射、静脉注射或滴注。

（4）肾功能损害者：当肌酐清除率低于50 mL/（1.73 m^2·min）时，应减少剂量。

（四）用药指导

（1）对一种头孢菌素或头霉素过敏者，对其他头孢菌素或头霉素也可能过敏。对青霉素过敏患儿应用本品时应根据患儿情况充分权衡利弊后决定。有青霉素过敏性休克或即刻反应者，不宜再选用头孢菌素类。

（2）有胃肠道疾病史者，特别是溃疡性结肠炎、局限性肠炎或抗生素相关性结肠炎（头孢菌素类很少产生假膜性结肠炎）者应慎用。

（3）对重症革兰氏阳性球菌感染，本品为非首选品种。

（4）在不同存放条件下，本品粉末的颜色可变暗，但不影响其活性。

（5）对诊断的干扰：应用本品的患儿直接抗球蛋白（Coombs）试验可出现阳性；本品可使硫酸铜尿糖试验呈假阳性；血清丙氨酸氨基转移酶（ALT）、天门冬氨酸氨基转移酶（AST）、碱性磷酸酶、血尿素氮和血清肌酐皆可升高。

（6）以生理盐水、5% 葡萄糖注射液或乳酸钠稀释成的静脉注射液（20 mg/mL）在室温存放不宜超过 24 小时。肌内注射时可用 0.2% 盐酸利多卡因 1.5～3 mL 注射液配制。

（7）本品不可与氨基糖苷类抗生素在同一容器中给药，与万古霉素混合可发生沉淀。

（五）制剂与规格

注射剂：① 0.25 g；② 0.5 g；③ 1.0 g；④ 2.0 g。

二十六、头孢曲松

（一）商品名或别名

头孢三嗪，菌必治，头孢泰克松。

（二）用药指征

本品用于敏感致病菌所致的下呼吸道感染、尿路、胆道感染、腹腔感染、盆腔感染、皮肤软组织感染、骨和关节感染、败血症、脑膜炎及手术期感染预防。本品单剂可治疗单纯性淋病。

（三）用法与用量

深部肌内注射或静脉给药：小于等于 14 天的新生儿，一日 20～50 mg/kg，最大剂量不超过一日 50 mg/kg；15 天至 12 岁的新生儿，一日 20～50 mg/ kg，最大剂量不超过一日 50 mg/kg，一日 1 次；大于 50 kg 的儿童，一日 1～2 g，一日 1 次。

（1）肌内注射溶液的配制：以 3.6 mL 灭菌注射用水、氯化钠注射液、5% 葡萄糖注射液或 1% 盐酸利多卡因加入 1 g 瓶装中，制成每 1 mL 含 250 mg 头孢曲松的溶液。

（2）静脉给药溶液的配制：将 9.6 mL 前述稀释液（除利多卡因外）加入 1 g 瓶装中，制成每 1 mL 含 100 mg 头孢曲松的溶液，再用 5% 葡萄糖注射液或氯化钠注射液 100～250 mL 稀释后静脉滴注。

（四）用药指导

（1）对一种头孢菌素或头霉素过敏者，对其他头孢菌素或头霉素也可能过敏。对青霉素过敏患儿应用本品时，应根据患儿情况充分权衡利弊后决定。有青霉素过敏性休克或即刻反应者，不宜再选用头孢菌素类。

（2）有胃肠道疾病史者，特别是溃疡性结肠炎、局限性肠炎或抗生素相关性结肠炎者应慎用。

（3）由于头孢菌素类毒性低，所以有慢性肝病患儿应用本品时不需调整剂量。患儿有严重肝肾损害或肝硬化者应调整剂量。

（4）肾功能不全患儿肌酐清除大于 5 mL/min；一日应用本品剂量少于 2 g 时，不需做剂量调整。血液透析清除本品的量不多，透析后无须增补剂量。

（5）应用本品期间饮酒或服含乙醇药物时，个别患儿可出现双硫仑样反应，故在应用本品期间和以后数天内，应避免饮酒和服含乙醇的药物。

（6）本品与含钙剂或含钙产品合并用药有可能导致致死性结局的不良事件。

（7）新生儿（出生体重小于 2 kg 者）的用药安全尚未确定。有黄疸的新生儿或有黄疸严重倾向的新生儿应慎用或避免使用本品。

（五）制剂与规格

注射剂：① 0.25 g；② 0.5 g；③ 1.0 g；④ 2.0 g。

二十七、头孢噻肟

（一）商品名或别名

头孢氨噻肟，凯福隆，治菌必妥，新治菌，CTX。

（二）用药指征

本品临床上主要用于各种敏感菌的感染，如呼吸系统、五官、腹腔、胆道、脑膜炎、淋病、泌尿系统感染、败血症等。

（三）用法与用量

（1）肌内注射或静脉注射：一日 50～100 mg/kg，分 2～3 次；新生儿一次 25 mg/kg，一日 2～3 次。

（2）本品亦可供静脉滴注，宜用 1～2 g 溶于生理盐水或葡萄糖注射液中稀释，在 20～60 分钟内滴注完毕。

（四）用药指导

（1）对青霉素有时有交叉过敏反应。

（2）用硫酸铜法测定尿糖可呈假阳性。

（3）1.05 g 头孢噻肟钠约相当于 1 g 头孢噻肟，每 1 g 头孢噻肟钠含钠量约为 2.2 mmol（51 mg）。1 g 头孢噻肟溶于 14 mL 灭菌注射用水形成等渗溶液。

（4）配制肌内注射液时，0.5 g、1.0 g 或 2.0 g 的头孢塞肟分别加入 2 mL、3 mL 或 5 mL 灭菌注射用水。供静脉注射的溶液，加至少 10～20 mL 灭菌注射用水于上述不同量的头孢噻肟内，于 5～10 分钟内徐缓注入。静脉滴注时，将静脉注射液再用适当溶剂稀释至 100～500 mL。肌内注射剂量超过 2 g 时，应分不同部位注射。

（5）本品与含钙剂或含钙产品合并用药有可能导致致死性结局的不良事件。

（6）头孢噻肟可用氯化钠注射液或葡萄糖液稀释，但不能与碳酸氢钠液混合。

（7）婴幼儿不宜做肌内注射。

（8）本品无特效拮抗药，药物过量时主要给予对症治疗和大量饮水及补液等。

（五）制剂与规格

注射剂：① 0.5 g；② 1.0 g；③ 2.0 g。

二十八、头孢克肟

（一）商品名或别名

氨噻肟烯头孢菌素，世福素。

（二）用药指征

本品适用于敏感菌所致的咽炎、扁桃体炎、急性支气管炎、慢性支气管炎急性发作、中耳炎、尿路感染、单纯性淋病（宫颈炎、尿道炎）等。

（三）用法与用量

口服：体重小于 30 kg 的患儿，一次 1.5～3 mg/kg；一日 2 次；重症患儿，一次 6 mg/kg，一日 2 次。体重大于 30 kg 的患儿，一次 50～100 mg，一日 2 次；重症患儿，可一次口服 200 mg，一日 2 次。

（四）用药指导

（1）肠炎患儿慎用，6 个月以下的婴儿不宜应用。过去有青霉素过敏休克病史的患儿慎用本品，因亦有发生过敏性休克的可能。

（2）肾功能不全者血清半衰期延长，须调整给药剂量。

（3）治疗化脓性链球菌感染疗程至少需 10 日。

（4）不要将牛奶、果汁等与药混合后放置。

（五）制剂与规格

片剂：① 50 mg；② 0.1 g。

分散片：① 50 mg；② 0.1 g；③ 0.2 g。

干混悬剂：① 50 mg；② 0.1 g；③ 0.2 g。

颗粒剂：50 mg。

咀嚼片剂：① 50 mg；② 0.1 g。

二十九、头孢唑肟

（一）商品名或别名

头孢去甲噻肟，益保世灵，安普西林。

（二）用药指征

本品用于敏感菌所致的下呼吸道感染、尿路感染、腹腔感染、盆腔感染、败血症、皮肤软组织感染、骨和关节感染、肺炎链球菌或流感嗜血杆菌所致脑膜炎和单纯性淋病。

（三）用法与用量

（1）静脉注射或静脉滴注：大于等于 6 个月，一次 50 mg/kg，每 6～8 小时 1 次。

（2）本品可用注射用水、氯化钠注射液、5% 葡萄糖注射液溶解后缓慢静脉注射，亦可加在 10% 葡萄糖注射液、电解质注射液或氨基酸注射液中静脉滴注 30 分钟到 2 小时。

（四）用药指导

（1）对一种头孢菌素或其他头孢菌素过敏者，对本品也可能过敏。对青霉素过敏患儿应用本品时应根据患儿情况充分权衡利弊后决定。有青霉素过敏性休克或即刻反应者，不宜再选用头孢菌素类。

（2）当应用本品时，一旦发生过敏反应，须立即停药。如发生过敏性休克，抢救措施见青霉素。

（3）几乎所有的抗生素都可引起假膜性肠炎，包括头孢唑肟。如在应用过程中发生抗生素相关性肠炎，必须立即停药，采取相应措施。

（4）有胃肠道疾病病史者，特别是结肠炎患儿应慎用。易发生支气管哮喘、皮疹、荨麻疹等过敏性体质者慎用。不能很好进食或非经口摄取营养者、恶病质等患儿应慎用，因为有出现维生素 K 缺乏症的情况。

（5）虽然本品未显示出对肾功能的影响，应用本品时仍应注意肾功能，特别是在那些接受大剂量治疗的重症患儿中。

（6）与其他抗生素相仿，过长时间应用本品可能导致不敏感微生物的过度繁殖，需要严密观察，一旦发生二重感染，需采取相应措施。

（7）一次大剂量静脉注射时可引起血管痛、血栓性静脉炎，应尽量减慢注射速度以防其发生。

（8）本品溶解后在室温下放置不宜超过 7 小时，冰箱中放置不宜超过 48 小时。

（9）6 个月以下婴儿使用本品的安全性和有效性尚未确定。

（五）制剂与规格

注射剂：① 0.5 g（50 万 U）；② 1.0 g（100 万 U）。

三十、头孢泊肟酯

（一）商品名或别名

博拿，纯迪，头孢泊普昔酯，头孢多星酯，Banan，Cepodem，Cefpodoxime。

（二）用药指征

本品可用于由葡萄球菌属、链球菌属（包括肺炎链球菌）、淋球菌、卡他莫拉菌、克雷伯杆菌属、大肠埃希菌、变形杆菌属、枸橼酸杆菌属、肠杆菌属、流感嗜血杆菌等引起的对本品敏感的下述轻、中度感染：

（1）呼吸道感染：包括咽喉炎、咽喉脓肿、扁桃体炎、扁桃体周围炎、扁桃体周围脓肿、急性气管支气管炎、慢性支气管炎急性发作、支气管扩张症继发感染、肺炎等。

（2）泌尿生殖系统感染：包括肾盂肾炎、膀胱炎、前庭大腺炎、前庭大腺脓肿、淋菌性尿道炎等。

（3）皮肤及软组织感染：包括毛囊炎、疖、疖肿症、痈、丹毒、蜂窝织炎、淋巴管（结）炎、化脓性甲沟炎、皮下脓肿、汗腺炎、感染性粉瘤、肛门周围脓肿等。

（4）中耳炎、副鼻窦炎。

（三）用法与用量

餐后口服。

1. 敏感菌感染

15 天～6 个月的患儿，一次 4 mg/kg，一日 2 次；6 个月～2 岁的患儿，一次 40 mg，一日 2 次；3～8 岁的患儿，一次 80 mg，一日 2 次；9～12 岁的患儿，一次 100 mg，一日 2 次；12～18 岁的患儿，一次 100 mg，一日 2 次。鼻窦炎、皮肤软组织感染、无并发症上尿路感染和下呼吸道感染，剂量可增至一次 200 mg，一日 2 次。

2. 无并发症淋病

12～18 岁的患儿，单剂一次 200 mg。

（四）用药指导

（1）避免与制酸剂、H_2 受体拮抗剂、质子泵抑制剂同时服用。

（2）严重肾功能损害患儿应慎用本品，如必须使用，应调节给药剂量和给药间隔。

（3）对青霉素类抗生素有过敏史的患儿慎用。

（4）易引起支气管哮喘、荨麻疹、湿疹等过敏症状体质的患儿慎用。

（5）全身营养状态不佳者慎用。

（6）大剂量给药未发现药物蓄积和中毒情况。本品过量时无特殊解救药物，可对症处理。

（五）制剂与规格

片剂：① 0.1 g；② 0.2 g。

干混悬剂：① 50 mg；② 0.1 g。

分散片：0.1 g。

三十一、头孢地尼

（一）商品名或别名

全泽复，世扶尼，世富盛，CFDN。

（二）用药指征

本品可用于对头孢地尼敏感的葡萄球菌属、链球菌属、肺炎球菌、消化链球菌、丙酸杆菌、淋病奈瑟菌、卡他莫拉菌、大肠埃希菌、克雷伯菌属、奇异变形杆菌、普鲁威登斯菌属、流感嗜血杆菌等菌株所引起的下列感染：咽喉炎、扁桃体炎、急性支气管炎、肺炎、中耳炎、鼻窦炎；肾盂肾炎、膀胱炎、淋菌性尿道炎；附件炎、宫内感染、前庭大腺炎、乳腺炎、肛门周围脓肿、外伤或手术伤口的继发感染、毛囊炎、疖、疖肿、痈、传染性脓疱病、丹毒、蜂窝织炎、淋巴管炎、甲沟炎、皮下脓肿、粉瘤感染、慢性脓皮症、眼睑炎、睑腺炎、睑板腺炎。

（三）用法与用量

口服：一日 9～18 mg/kg，分 3 次。

（四）用药指导

（1）根据惯例，本品应在确定微生物对本品的敏感性后使用，疗程应限于治疗患儿所需的最短周期，以防止耐药菌的产生。

（2）因有出现休克等过敏反应的可能，应详细询问过敏史。

（3）由于头孢地尼在严重肾功能障碍患儿血清中存在时间较长，应根据肾功能障碍的严重程度酌减剂量以及延长给药间隔时间。对于进行血液透析的患儿，建议剂量一日 1 次，一次 100 mg；患有严重基础疾病、不能很好进食或非经口摄取营养者、高龄者、恶病质等患儿需慎用。

（4）用药期间可能出现红色尿。与添加铁的产品（如奶粉或肠营养剂）合用时，可能出现红色粪便。

（5）本品与铁制剂合用由于可能导致头孢地尼的吸收降低约 10%，因此建议避免与此类药物合用。如果合用不能避免，两者的给药间隔应大于 3 小时。

（6）与抗酸药（含铝或镁）合用由于可导致头孢地尼的吸收降低而使其作用减弱，因此应在服用本品 2 个小时以后方可使用抗酸药物。

（五）制剂与规格

分散片：① 50 mg；② 100 mg。

胶囊剂：0.1 g。

三十二、头孢他美酯

（一）商品名或别名

头孢米特，安美素，代宁。

（二）用药指征

本品适用于敏感菌引起的下列感染：

（1）耳、鼻、喉部感染，如中耳炎、鼻窦炎、咽炎、扁桃体炎等。

（2）下呼吸道感染，如慢性支气管炎急性发作、急性气管炎、急性支气管炎等。

（3）泌尿系统感染，如非复杂性尿路感染、复杂性尿路感染（包括肾盂肾炎）、男性急性淋球菌性尿道炎等。

（三）用法与用量

饭前或饭后 1 小时内口服，12～18 岁的患儿，一次 500 mg，一日 2 次；小于 12 岁的患儿，一次 10～20 mg/kg 给药，一日 2 次。

（四）用药指导

（1）对青霉素类药物过敏者慎用。

（2）若发生过敏反应，应立即停药并紧急治疗。

（3）在使用本品期间，由于肠道微生物的改变，可能导致假膜性肠炎。若发生假膜性肠炎，应积极治疗（推荐使用万古霉素）。

（4）本品对新生儿的有效性和安全性尚无可靠的临床数据。

（5）若过量服用，发生严重反应，应洗胃并采取对应治疗。

（五）制剂与规格

片剂：250 mg。

干混悬剂：① 125 mg；② 250 mg。

三十三、头孢匹胺

（一）商品名或别名

头孢吡四唑，先福吡兰，抗立欣，Sepatren。

（二）用药指征

本品适用于由金黄色葡萄球菌属、链球菌属（除肠球菌外）、厌氧球菌属、厌氧链球菌属、大肠埃希菌、柠檬酸杆菌属、克雷伯杆菌属、肠杆菌属、变形杆菌属、摩根变形菌属、假单胞菌属、流感嗜血杆菌、不动杆菌、拟杆菌属中对本品敏感的细菌所致的下列各种感染：

（1）败血症。

（2）烧伤、手术切口等继发性感染。

（3）咽喉炎（咽喉脓肿）、急性支气管炎、扁桃体炎（扁桃体周围炎、扁桃体周围脓肿）、慢性支气管炎、支气管扩张（感染时）、慢性呼吸系统疾病的继发性感染、肺炎、肺脓肿、脓胸。

（4）肾盂肾炎、胆管炎。

（5）腹膜炎（包括盆腔腹膜炎、膀胱直肠陷凹脓肿）。

（6）脑膜炎。

（7）颌关节炎、颌骨周围蜂窝织炎。

（三）用法与用量

静脉滴注：常用量为一日 30～80 mg/kg，分 2～3 次。难治性或严重感染时，根据不同症状可增至一日 150 mg/kg，分 2～3 次。加入葡萄糖液、电解质液、氨基酸液等输液中，经 30～60 分钟滴注完毕。

（四）用药指导

（1）重度肝肾功能障碍患儿应适当调节用药量及用药间隔，慎重给药。

（2）应用本品时，为防止出现耐药菌，原则上应确定敏感性后用药，给药疗程应控制在治疗疾病所必要的最短时间内。

（3）有可能发生过敏性休克，需充分问诊。

（4）用药时须做好抢救过敏性休克的准备，用药后须使患儿保持安静状态，密切观察。

（5）在用药期间和用药后 1 周不宜饮酒，否则可出现颜面潮红、恶心、心动过速、多汗、头痛等症状。

（6）长期使用本品可导致产生耐药菌，结肠中耐药梭状芽孢杆菌的增生可能导致假膜性结肠炎，引起严重腹泻。

（7）本品只能用于静脉给药。不得使用注射用水溶解静脉滴注用药，因为溶液不等渗。

（8）大剂量静脉给药时，有时引起血管痛和血栓性静脉炎，为了预防出现这类症状，应注意注射液的溶解、注射部位的选择、注射方法等，注射速度应尽量缓慢。

（9）溶解后须迅速使用，需要保存时，务必于 24 小时内使用。

（10）头孢匹胺不应与其他药物在同一容器中混合滴注使用。

（11）本品尚未确立对早产儿或新生儿的安全性。

（五）制剂与规格

注射剂：1.0 g。

三十四、头孢吡肟

（一）商品名或别名

马斯平，立健平，信立威，Cefepime，Maxipime。

（二）用药指征

（1）本品适用于治疗由头孢吡肟敏感感染引起的儿童脑脊髓膜炎。

（2）本品适用于治疗由一种或多种对头孢吡肟敏感需氧或厌氧菌株引起的感染。

（3）由于其抗菌谱广，在获得药敏结果后可选择头孢吡肟单药经验用药。合适的情况下，头孢吡肟可以安全地和氨基糖苷类抗生素或其他抗生素联合使用。

（三）用法与用量

（1）静脉滴注：在静脉滴注时，1～2 g 本品可溶于 50～100 mL 0.9% 氯化钠注射液。5% 葡萄糖注射液、葡萄糖氯化钠注射液、乳酸林格液中，在不少于 30 分钟内滴注完毕。

（2）肌内注射：本品可通过深部肌肉（如外侧四头肌或臀肌群）注射。0.5 g 本品应使用 1.5 mL 无菌注射用水溶解。1 g 本品应使用 3 mL 无菌注射用水溶解。

（3）肾功能正常的 2 个月～12 岁的细菌性脑膜炎患儿，且体重小于 40 kg，推荐剂量为：每 8 小时 50 mg/kg，疗程为 7～10 日。对于 2 个月以下的患儿，使用本品的经验有限，可使用 50 mg/kg 的剂量，然而，2 个月以上患儿使用该药的药代动力学数据显示，每 8 小时或 12 小时给予 30 mg/kg 的剂量被认为对于出生后 1～2 个月的患儿已经足够。对于这些患儿，使用本品时应谨慎。

对于体重大于 40 kg 的患儿，可使用成年人剂量（每 8 小时 2 g）。对于 12 岁以上体重小于 40 kg 的患儿，药物剂量应按照 12 岁以下体重小于 40 kg 的用量给予。

儿童用量不能超过每 8 小时 2 g，儿童使用肌内注射的经验有限。肝功能减退患儿除非有肾功能不全，否则无须调整剂量。

（四）用药指导

（1）同其他 β- 内酰胺类抗生素一样，在使用本品治疗前，医生应明确患儿对青霉素或其他药物没有高度过敏，如有此情况，使用本品时应谨慎。如果出现对本品的过敏反应，必须立刻停止使用本品。严重的过敏反应可能需要急救措施。

（2）同其他广谱抗生素一样，延长使用本品可能导致如念珠菌等机会性致病菌的感染出现。

（3）几乎所有的广谱抗生素都有出现假膜性肠炎的报道。因此，对于接受抗生素治疗的患儿，在出现腹泻时通常应考虑到假膜性肠炎的可能性。对于轻症假膜性肠炎的患儿，简单的停药就可有效：其他情况下需要特殊药物治疗。

（4）溶液应在使用时配制。药物应在配制后立刻使用。本品可与其他抗生素或其他药物同时使用，但不能混于同一注射器或输液瓶中。

（5）同其他头孢菌素类药物一样，本品溶液的颜色会随着保存时间有所改变，该特性不影响药物的效果或耐受性。

（6）因为本品通过肾脏排泄，对于有肾功能不全的患儿，必须调整用量，本品不应与有肾毒性药物或强效利尿药合用。

（五）制剂与规格

注射剂：① 0.5 g；② 1.0 g。

三十五、头孢美唑

（一）商品名或别名

先锋美他醇，头孢氰四唑，先锋密林，CMZ，CefmetazoleSudium，Cefmetazon。

（二）用药指征

用于敏感菌引起的呼吸系统感染、胆道感染、泌尿系感染、妇产科细菌感染、皮肤软组织感染及手术后预防感染等。

（三）用法与用量

静脉缓慢注射或静脉滴注：一日 25～100 mg/kg，分 2～4 次使用。

（四）用药指导

（1）对青霉素或头孢菌素类药有过敏史的患儿，使用头孢美唑时须进行皮试。

（2）头孢美唑与氨基糖苷类药属配伍禁忌，联用时两者不能混合于同一容器中。

（3）使用头孢美唑的患儿用药期间和用药后 1 周内避免使用含乙醇类药物，以免发生双硫仑反应。

（4）本品肌内注射或静脉给药时可致注射部位局部红肿、疼痛、硬结，严重者可致血栓性静脉炎。

（5）长期用药时可致菌群失调，发生二重感染。

（6）头孢美唑药液宜现配现用，不宜配制后久置。

（五）制剂与规格

注射剂：① 1.0 g；② 2.0 g。

三十六、头孢西丁

（一）商品名或别名

美福仙，先锋美吩，头孢甲氧噻吩，CFX。

（二）用药指征

头孢西丁钠在临床上主要用于敏感菌所致的下列感染：

（1）呼吸系统感染。

（2）泌尿生殖系统感染。

（3）腹内感染（包括腹膜炎、胆道炎）。

（4）骨、关节、皮肤和软组织等部位感染。

（5）败血症。

（三）用法与用量

静脉给药：2～12 岁，一日 100～150 mg/kg；危重病例剂量可递增至一日 200 mg/kg，分 3～4 次给药。

（四）用药指导

（1）本品使用前须进行皮试，皮试阳性者不能使用。如遇休克反应，可按青霉素过敏性休克处理方法处理。

（2）对 6 岁以下儿童及对利多卡因或酰胺类局部麻醉药过敏者，本品不宜采用肌内注射。

（3）头孢西丁钠与阿米卡星、氨曲南、红霉素、非格司亭、庆大霉素、氢化可的松、卡那霉素、甲硝唑、新霉素、奈替米星、去甲肾上腺素等药物属配伍禁忌。

（4）用药期间及用药后 1 周内应避免饮酒、口服或静脉输入含乙醇的药物。

（5）头孢西丁钠不宜用大量输液稀释，药液宜现配现用，不宜配制后久置。

（6）肌内注射时用 1 g 头孢西丁钠和 2 mL 无菌水或 2 g 头孢西丁钠和 4 mL 无菌水配制后注射。利多卡因可与头孢西丁混合成 0.5% 和 1.0% 的溶液注射，以减轻肌内注射引起的疼痛。

（7）胃肠道疾病，尤其是结肠炎病史患儿慎用。

（8）长期用药时应常规监测患儿肝肾功能及血象。

（9）药物过量的处理：主要是对症和支持治疗。

1）对于急性过敏，给予常用药物（抗组胺药、皮质类固醇、肾上腺素或其他升压的胺类物质），吸氧和保持气道通畅，包括气管插管。

2）对于抗生素相关的假膜性结肠炎，中到重度者，可能需要补充液体、电解质和蛋白；必要时还可能需要口服甲硝唑、地衣杆菌素、考来烯胺或万古霉素。但对于严重的水样腹泻，不宜使用减少蠕动的止泻药。

3）必要时可使用抗惊厥药。

4）血液透析有助于清除血清中药物。

（五）制剂与规格

注射剂：① 0.5 g；② 1.0 g；③ 2.0 g。

三十七、头孢米诺

（一）商品名或别名

美士林，立促诺。

（二）用药指征

本品可用于治疗上述敏感细菌引起的下列感染症：

（1）呼吸系统感染：扁桃体炎、扁桃体周围脓肿、支气管炎、细支气管炎、支气管扩张症（感染时）、慢性呼吸系统疾患继发感染、肺炎、肺化脓症。

（2）泌尿系统感染：肾盂肾炎、膀胱炎。

（3）腹腔感染：胆囊炎、胆管炎、腹膜炎。

（4）败血症。

（三）用法与用量

1. 静脉注射

在静脉注射时，每 1 g 药物可用 20 mL 注射用水、5%～10% 葡萄糖注射液或 0.9% 氯化钠注射液溶解。

2. 静脉滴注

在静脉滴注时，每 1 g 药物可用 5%～10% 葡萄糖注射液或 0.9% 氯化钠注射液 100～500 mL 溶解，滴注 1～2 小时。

3. 推荐常用剂量为

一次 20 mg/kg，一日 3～4 次。

（四）用药指导

（1）本品可能引起休克，使用前应仔细问诊，如欲使用，应进行皮试。做好休克急救准备，给药后注意观察。

（2）对 β- 内酰胺类抗生素有过敏史的患儿慎用。

（3）患儿或双亲、兄弟有支气管哮喘、皮疹、荨麻疹等过敏体质者慎用。

（4）严重肾功能损害患儿慎用。

（5）经口摄食不足的患儿、非经口维持营养的患儿或全身状态不良有可能出现维生素 K 缺乏症状的患儿应慎用。

（6）与呋喃硫胺、硫辛酸、氢化可的松琥珀酸钠及腺苷钴胺配伍后，时间稍长会变色，故配伍后应尽快使用。

（7）新生儿、早产儿用药安全性尚未确立。

（8）本品应临时配制，溶解后尽快使用。

（五）制剂与规格

注射剂：① 0.5 g；② 1.0 g。

三十八、拉氧头孢

（一）商品名或别名

羟羧氧酰胺菌素，氧杂头霉素，拉他头孢，Moxalactam，Shiomarin。

（二）用药指征

本品用于敏感菌引起的各种感染，如败血症，脑膜炎、呼吸系统感染（肺炎、支气管炎、支气管扩张症、肺化脓症、脓胸等），消化系统感染（胆道炎、胆囊炎等）、腹腔内感染（肝脓肿、腹膜炎等），泌尿系统及生殖系统感染（肾盂肾炎、膀胱炎、尿道炎、淋病、附睾炎、盆腔炎等），皮肤及软组织感染，骨、关节感染，创伤感染。

（三）用法与用量

静脉滴注、静脉注射或肌内注射，一日 40～80 mg/kg，分 2～4 次使用，并依年龄、症状适当增减；难治性或严重感染时，一日 150 mg/kg，分 2～4 次给药。静脉注射前，本品 1 g 以 4 mL 以上的灭菌注射用水、5% 葡萄糖注射液或生理盐水充分摇匀，使之完全溶解。

（四）用药指导

（1）对青霉素过敏者、肾功能损害者慎用。

（2）本品不宜与强效利尿剂同时应用，以免增加肾毒性。

（3）静脉内大量注射，应选择合适部位缓慢注射，以减轻对管壁的刺激及减少静脉炎的发生。

（4）溶解后，冰箱内保存在 72 小时以内，室温保存 24 小时内使用。

（五）制剂与规格

注射剂：① 0.5 g；② 1.0 g。

三十九、亚胺培南西司他丁

（一）商品名或别名

泰能。

（二）用药指征

本品适用于治疗敏感革兰氏阳性菌及革兰氏阴性杆菌所致的严重感染（如败血症、感染性心内膜炎、下呼吸道感染、腹腔感染、盆腔感染、皮肤软组织感染、骨和关节感染、尿路感染），以及多种细菌引起的混合感染。

（三）用法与用量

（用量以亚胺培南计）。

静脉滴注：小于 7 天的新生儿，一次 20 mg/kg，每 12 小时 1 次；7～21 天的新生儿，一次 20 mg/kg，每 8 小时 1 次；21～28 天的新生儿，一次 20 mg/kg，每 6 小时 1 次；1～3 个月婴儿，一次 20 mg/kg，每 6 小时 1 次；3 个月～18 岁或体重小于 40 kg 的儿童，一次 15 mg/kg（最大剂量 500 mg），每 6 小时 1 次；体重大于 40 kg 的儿童，一次 250～500 mg，每 6 小时 1 次。

（1）静脉滴注用 0.9% 氯化钠或 5% 葡萄糖注射液溶解稀释，配成 5 mg/mL 浓度。

（2）给药速度：250～500 mg 滴注时间不低于 20～30 分钟，500 mg 以上滴注时间不低于 40～60 分钟。

（四）用药指导

（1）静脉使用时速度太快可引起血栓静脉炎。

（2）本品应在使用前溶解，用盐水溶解的药液只能在室温存放 10 小时，含葡萄糖的药液只能存放 4 小时。

（3）静脉滴注时不能与其他抗生素混合或直接加入其他抗生素中使用。

（4）本品与丙戊酸钠同时给药时，丙戊酸钠血清水平下降，在一些病例中如发生癫痫发作，应同时给药，注意监测丙戊酸钠血浆浓度水平。

（五）制剂与规格

注射剂：① 0.5 g（亚胺培南 0.25 g，西司他丁 0.25 g）；② 1.0 g（亚胺培南 0.5 g，西司他丁 0.5 g）；③ 2.0 g（亚胺培南 1 g，西司他丁 1 g）。

四十、美罗培南

（一）商品名或别名

麦罗派南，美罗配能，倍能。

（二）用药指征

本品适用于治疗由单一或多种敏感细菌引起的下列儿童感染：肺炎及院内获得性肺炎、尿路感染、腹腔内感染。已经证实，单独应用本品或联合应用其他抗微生物制剂治疗多重感染有效。目前，尚缺乏在有中性粒细胞减低或原发、继发免疫功能缺陷的患儿中应用本品的经验。

（三）用法与用量

静脉给药：大于 3 个月的患儿，一次 10～20 mg/kg，一日 3 次；脑膜炎等严重感染的患儿，一次 40 mg/kg，一日 3 次；给药总量不超过一日 2 g。体重大于 50 kg 患儿，一次 0.5～1 g，一日 3 次；脑膜炎等严重感染的患儿，一次 2 g，一日 3 次。

（四）用药指导

（1）下列情况使用本品前应充分问诊患儿是否有青霉素类、头孢菌素类、碳青霉烯类或其他 β- 内酰胺类抗生素过敏史。

（2）尚未确立本品对早产儿、新生儿的安全性。

（3）连续用药 1 周后应进行肝功能检查。

（4）本品与齐多夫定、昂丹司琼、多种维生素、多西环素、地西泮、葡萄糖酸钙和阿昔洛韦等药有配伍禁忌。

（5）由于本品有广谱抗菌活性，因此在尚未确定致病菌前，本品可单独使用。

（6）轻度肝功不全的患儿不需调整剂量。透析的患儿在血液透析时建议增加剂量。

（7）配制好静脉滴注液后应立即使用，建议在 15～30 分钟之内完成给药。使用前，先将溶液振荡摇匀。如有特殊情况需放置，仅能用生理盐水溶解，室温下应于 6 小时内使用（本药溶液不可冷冻）。

（五）制剂与规格

注射剂：① 0.5 g；② 0.25 g。

四十一、氨曲南

（一）商品名或别名

氨噻酸单胺菌素，君刻单。

（二）用药指征

本品用于治疗革兰氏阴性需氧菌（含铜绿假单胞菌）所致的各类感染如泌尿系统感染、下呼吸道感染、败血症、腹腔感染、术后伤口及烧伤、溃疡等皮肤软组织感染，尤其适用于肿瘤、血液病、粒细胞缺乏症患儿的严重感染。

（三）用法与用量

深部肌内注射、静脉注射或静脉滴注：一次 30 mg/kg，每 6～8 小时 1 次；严重感染，一次 50 mg/kg，每 6～8 小时 1 次，最大剂量不超过一日 120 mg/kg。

早产儿或小于等于 7 天的新生儿，一次 30 mg/kg，体重小于等于 2 kg 的新生儿，每 12 小时 1 次；体重大于 2 kg 的新生儿，每 8 小时 1 次。大于 7 天的患儿，一次 30 mg/kg，体重小于 1.2 kg 者，每 12 小时 1 次；体重 1.2～2 kg 者，每 8 小时 1 次；体重大于 2 kg 者，每 6 小时 1 次。

1. 静脉滴注

每 1 g 氨曲南至少用注射用水 3 mL 溶解，再用适当输液（0.9% 氯化钠注射液、5% 或 10% 葡萄糖注射液或林格注射液）稀释，氨曲南浓度不得超过 2%，滴注时间 20～60 分钟。

2. 静脉推注

每瓶用注射用水 6～10 mL 溶解，于 3～5 分钟内缓慢注入静脉。

（四）用药指导

（1）过敏体质及对其他 β- 内酰胺类抗生素（如青霉素、头孢菌素）有过敏反应者慎用。

（2）婴幼儿的安全性尚未确立，应慎用。

（3）可引起肠道菌群紊乱，引发二重感染。

（4）静脉注射部位疼痛并可发生静脉炎。

（五）制剂与规格

注射剂：① 0.5 g；② 1.0 g。

四十二、头孢硫脒

（一）商品名或别名

先锋霉素 18，硫脒头孢菌素，仙力素。

（二）用药指征

本品用于敏感菌所引起呼吸系统、肝胆系统、五官、尿路感染，以及心内膜炎、败血症。

（三）用法与用量

1. 肌内注射

一日 50～100 mg/kg，分 3～4 次给药。

2. 静脉给药

一日 50～100 mg/kg，分 2～4 次给药。临用前加灭菌注射用水或氯化钠注射液适量溶解。

（四）用药指导

（1）对本品或其他头孢菌素过敏、有青霉素过敏性休克史者禁用。

（2）常见不良反应有过敏、哮喘、血清病、发热、寒战、瘙痒、皮疹、血管神经性水肿、过敏性休克。

（3）与强利尿剂和氨基糖苷类抗生素联合应用可加重对肾脏的毒性。

（4）有胃肠道疾病史者，特别是溃疡性结肠炎、局限性肠炎或抗生素相关性结肠炎者应慎用。

（5）肾功能减退患儿应用本品须适当减量。

（五）制剂与规格

注射剂：① 0.5 g；② 1.0 g。

四十三、头孢呋辛

（一）商品名或别名

信立欣，立健新，西力欣，Zinacef。

（二）用药指征

本品可用于对头孢呋辛敏感的细菌所致的下列感染：

（1）呼吸道感染：本品可用于由肺炎链球菌、流感嗜血杆菌（含氨苄西林耐药菌）、克雷伯杆菌属、金黄色葡萄球菌（青霉素酶产酶菌和非青霉素酶产酶菌）、化脓性链球菌及大肠埃希菌所引起的呼吸系统感染，如中耳炎、鼻窦炎、扁桃体炎、咽炎、急/慢性支气管炎、支气管扩张合并感染、细菌性肺炎、肺脓肿和术后肺部感染。

（2）泌尿系统感染：本品可用于由大肠埃希菌及克雷伯杆菌属细菌所致的尿道感染，如肾盂肾炎、膀胱炎和无症状性菌尿症。

（3）皮肤及软组织感染：本品可用于由金黄色葡萄球菌（青霉素酶产酶菌及非青霉素酶产酶菌）、化脓性链球菌、大肠埃希菌、克雷伯杆菌属及肠道杆菌属细菌所致的皮肤及软组织感染，如蜂窝织炎、丹毒、腹膜炎及创伤感染。

（4）败血症：本品可用于由金黄色葡萄球菌（青霉素酶产酶菌和非青霉素酶产酶菌）、肺炎链球菌、大肠埃希菌、流感嗜血杆菌（含氨苄西林耐药菌）及克雷伯杆菌属细菌所引起的败血症。

（5）脑膜炎：本品可用于由肺炎链球菌、流感嗜血杆菌（含氨苄西林耐药菌）、脑膜炎奈瑟菌及金黄色葡萄球菌（青霉素酶产酶菌和非青霉素酶产酶菌）所引起的脑膜炎。

（6）淋病：本品可用于由淋病奈瑟菌（青霉素酶产酶菌和非青霉素酶产酶菌）所引起的单纯性（无合并症）及有并发症的淋病，尤其适用于不宜用青霉素治疗者。

（7）骨及关节感染：本品可用于由金黄色葡萄球菌（青霉素酶产酶菌和非青霉素酶产酶菌所）所引起的骨及关节感染。

（8）其他：本品亦可用于术前或术中防止敏感致病菌的生长，减少术中及术后因污染引起的感染。如腹部骨盆及矫形外科手术、心脏、肺部、食管及血管手术、全关节置换手术中的预防感染。

（三）用法与用量

（1）可行深部肌内注射，也可静脉注射或静脉滴注。肌内注射前，必须回抽无血才可注射。

（2）3 个月以上的患儿，一日 50～100 mg/kg，分 3～4 次给药。重症感染者，一日用量不低于 0.1 g/kg。骨和关节感染者，一日 0.15 g/kg，分 3 次给药。脑膜炎患儿一日 0.2～0.24 g/kg，分 3～4 次给药。儿童一日最大剂量不超过 6 g。

（四）用药指导

（1）对青霉素类药物过敏者慎用本品。

（2）使用本品时应注意监测肾功能，特别是对接受大剂量药物的重症患儿。

（3）肾功能不全者应减少每日剂量。

（4）本品能引起假膜性肠炎，应警惕。假膜性肠炎诊断确立后，应给予适宜治疗。轻度者停药即可，中、重度者应给予液体、电解质、蛋白质补充，并需选用对梭状芽孢杆菌有效的抗生素类药物治疗。

（5）用灭菌注射用水配制时，本品混悬液在室温 24 小时，冰箱 5 ℃保存 48 小时以内可保持活性。过了这个期限，任何未用的溶液都应丢弃。

（6）装在抗生素瓶中的 0.25 g、0.75 g 和 1.5 g 三种规格的注射用头孢呋辛钠，用 20 mL、50 mL 或 100 mL 5% 葡萄糖注射液、0.9% 氯化钠注射液或 0.45% 氯化钠注射液稀释。

（7）本品不可与氨基糖苷类抗生素在同一容器中给药；与万古霉素混合可发生沉淀。

（8）有报道新生儿对头孢菌素有蓄积作用，3 个月以下儿童的安全有效性尚未确定，因此不推荐使用。

（9）过量使用会刺激大脑发生惊厥。血液透析法或腹膜透析法可降低本品的血清浓度。

（五）制剂与规格

注射剂：① 0.25 g；② 0.5 g；③ 0.75 g；④ 1.0 g；⑤ 1.5 g；⑥ 2.0 g；⑦ 2.5 g；⑧ 3.0 g。

四十四、头孢呋辛酯

（一）商品名或别名

联邦赛福欣，巴欣，新菌灵。

（二）用药指征

本品用于治疗敏感细菌所致的下列感染：

（1）上呼吸道感染：鼻窦炎、副鼻窦炎、扁桃体炎和咽炎。

（2）下呼吸道感染：如急性和慢性支气管炎及肺炎。

（3）皮肤及软组织感染：如疖、脓疱病。

（4）淋病：急性淋球菌性尿道炎。

（三）用法与用量

口服，3 个月～2 岁的患儿，一次 10 mg/kg（最大剂量 125 mg），一日 2 次；2～12 岁的患儿，一次 15 mg/kg（最大剂量 250 mg），一日 2 次；12～18 岁的患儿，一次 250 mg，一日 2 次。

重症下呼吸道感染，剂量加倍。下尿路感染，剂量减半。

（四）用药指导

（1）对青霉素类有过敏反应的患儿应慎用。

（2）使用期间或停药后如发生严重腹泻，要警惕是否出现假膜性肠炎。

（3）使用本品治疗的患儿，建议使用葡萄糖氧化法或已糖活化法来测定血糖。

（4）片剂不宜压碎后使用，应整片吞服，因此5岁以下儿童不宜服用，宜服用分散片、颗粒、干混悬剂。最好餐后服药。

（5）本品应贮放于不超过30 ℃的环境内。

（6）过量使用头孢菌素会引起大脑的刺激而导致惊厥。

（五）制剂与规格

片剂：① 0.125 g；② 0.25 g。

分散片：0.125 g。

颗粒剂：0.125 g。

干混悬剂：① 5 mL：0.125 g；② 5 mL：0.25 g。

四十五、头孢孟多酯钠

（一）商品名或别名

头孢羟唑，羟苄唑头孢菌素，羟苄四唑头孢菌素。

（二）用药指征

本品适用于敏感细菌所致的肺部感染、尿路感染、胆道感染、皮肤软组织感染、骨和关节感染以及败血症、腹腔感染等。

（三）用法与用量

（1）肌内注射或静脉滴注。

（2）根据感染程度，一日剂量为50～100 mg/kg，分3～4次给予，最大剂量可用一日150 mg/kg。

（四）用药指导

（1）对一种头孢菌素或头霉素（Cephamycin）过敏者对其他头孢菌素或头霉素也可能发生交叉过敏。

（2）对青霉素过敏患儿应用本品时应根据患儿情况充分权衡利弊后决定。有青霉素过敏性休克或即刻反应者，不宜再选用头孢菌素类。

（3）有胃肠道疾病史者，特别是溃疡性结肠炎、局限性肠炎或抗生素相关性结肠炎者应慎用。

（4）肾功能减退患儿应减少剂量，并须注意出血并发症的发生。若大剂量应用，偶可发生低凝血酶原血症，有时可伴出血，因此在治疗前和治疗过程中应测定出血时间。

（5）应用本品期间饮酒可出现双硫仑样反应，故在应用本品期间和以后数天内，应避色含乙醇饮料。

（6）1个月内的新生儿和早产儿不推荐应用本品。

（7）长期使用本品，可能会促使耐药菌株增加，如出现再度感染，需重做药敏试验。

（五）制剂与规格

注射剂：① 0.5 g；② 1.0 g。

四十六、头孢替安

（一）商品名或别名

泛司博林，凡司颇灵，头孢噻四唑，CTM。

（二）用药指征

本品用于治疗敏感菌所致的感染，如肺炎、支气管炎、胆道感染、腹膜炎、尿路感染以及手术和外伤所致的感染和败血症等。

（三）用法与用量

（1）肌内注射：用 0.25% 利多卡因注射液溶解后做深部肌内注射。

（2）静脉注射：用灭菌注射用水、氯化钠注射液或 5% 葡萄糖注射液溶解，每 0.5 g 药物稀释成约 20 mL，缓缓注射。

（3）静脉滴注：将一次用量溶于适量的 5% 葡萄糖注射液、氯化钠注射液或氨基酸输液中，于 30 分钟内滴入。

（4）一日 40～80 mg/kg，病重时可增至一日 160 mg/kg，分 3～4 次给予。

（四）用药指导

（1）对一种头孢菌素或头霉素（Cephamycin）过敏者，对其他头孢菌素或头霉素也可能发生交叉过敏。

（2）有青霉素过敏性休克或即刻反应者，不宜再选用头孢菌素类。

（3）有胃肠道疾病史者，特别是溃疡性结肠炎、局限性肠炎或抗生素相关性结肠炎者应慎用。

（4）肾功能不全者应减量并慎用。用药期间应进行尿液化验，如果损及肾功能，则应停药。

（5）本品可引起血象改变，严重时应立即停药。

（6）本品溶解后应立即使用，否则药液色泽会变深。

（五）制剂与规格

注射剂：① 0.5 g；② 1.0 g。

四十七、头孢甲肟

（一）商品名或别名

倍司特克，CMX，氨噻肟唑头孢菌素，头孢氨噻肟唑。

（二）用药指征

本品适用于头孢甲肟敏感的链球菌属（肠球菌除外）、肺炎链球菌、消化球菌属、消化链球菌属、大埃希菌、柠檬酸杆菌属、克雷伯菌属、肠杆菌属、沙雷菌属、变形菌属、流感嗜血杆菌、拟杆菌属等引起的下述感染症：①肺炎、支气管炎、支气管扩张合并感染、慢性呼吸系统疾病的继发感染，肺脓肿、脓胸；②肾盂肾炎、膀胱炎，前庭大腺炎；③胆管炎、胆囊炎、肝脓肿，腹膜炎；④烧伤、手术创伤的继发感染；⑤败血症；⑥脑脊膜炎。

（三）用法与用量

1. 轻度感染

一日 40～80 mg/kg，分 3～4 次静脉滴注。

2. 中、重度感染

可增至一日 160 mg/kg，分 3～4 次静脉滴注。

3. 脑脊膜炎

可增量至一日 200 mg/kg，分 3～4 次静脉滴注。

（四）用药指导

（1）因有可能发生休克反应，所以要详细问诊。建议在注射前做皮肤过敏反应试验。要事先做好发生休克的急救处理工作。

（2）使用本品时，最好定期做肝功能、肾功能、血液等检查。

（3）早产儿、新生儿用药的安全性尚不确定。

（五）制剂与规格

注射剂：① 0.25 g；② 0.5 g；③ 1.0 g。

四十八、头孢哌酮舒巴坦

（一）商品名或别名

新瑞普欣，萨典，舒普深，斯坦定。

（二）用药指征

本品适用于治疗由敏感菌所引起的下列感染：上、下呼吸道感染，上、下泌尿道感染，腹膜炎、胆囊炎、胆管炎和其他腹腔内感染，败血症，脑膜炎，皮肤和软组织感染，骨骼及关节感染，盆腔炎、子宫内膜炎、淋病和其他生殖系统感染。

（三）用法与用量

1. 新生儿用药

出生第 1 周的新生儿应每 12 小时给药 1 次。舒巴坦在患儿中的一日最高剂量不应超过 80 mg/kg。

2. 婴儿用药

头孢哌酮舒巴坦已被有效地用于婴儿感染的治疗。对早产儿和新生儿尚未进行过广泛的研究，因此头孢哌酮舒巴坦用于早产儿和新生儿前，医生应充分权衡利弊。

3. 肾功能障碍患儿的用药

肾功能明显降低的患儿（肌酐清除率小于 30 mL/min），舒巴坦清除减少，应调整头孢哌酮舒巴坦的用药方案。肌酐清除率为 15～30 mL/min 的患儿，每日舒巴坦的最高剂量为 1 g（即本品最大剂量 2.0 g），分等量，每 12 小时注射 1 次。肌酐清除率小于 15 mL/min 的患儿每日舒巴坦的最高剂量为 500 mg（即本品 1.0 g），分等量，每 12 小时注射 1 次。若遇严重感染，必要时可单独增加头孢哌酮的用量。

在血液透析患儿中，舒巴坦的药物动力学特性有明显改变。头孢哌酮在血液透析患儿中的血清半衰期轻微缩短。因此，在血液透析后，应给予一剂头孢哌酮舒巴坦。

4. 静脉给药

（1）采用间歇静脉滴注时，每瓶头孢哌酮舒巴坦用适量的 5% 葡萄糖溶液或 0.9% 注射用氯化钠溶液溶解，然后再用上述相同溶液稀释至 50～100 mL 供静脉滴注，滴注时间应至少 30～60 分钟。

尽管乳酸钠林格注射液可作为头孢哌酮舒巴坦静脉注射液的溶媒，但不能用于本品最初的溶解过程。

（2）静脉推注时，每瓶头孢哌酮舒巴坦应按上述方法溶解，静脉推注时间至少应超过 3 分钟。

（四）用药指导

（1）肾衰竭的患儿，应监测头孢哌酮的血清浓度，根据需要调整用药剂量。对这些患儿，如不能密切监测血清浓度，头孢哌酮的每日剂量不应超过 2 g。血液透析时，头孢哌酮血清半衰期可略缩短。因此，血液透析时，给药时间应另行安排。

（2）与其他抗生素一样，少数患儿使用头孢哌酮治疗后出现了维生素 K 缺乏，这种现象可能与合成维生素 K 的肠道菌群受到抑制有关，可能存在上述危险患儿包括营养不良、吸收不良（如肺囊性纤维化患儿）和长期静脉输注高营养制剂的患儿。应监测上述这些患儿以及接受抗凝血药治疗患儿的凝血酶原时间，需要时应另外补充维生素 K。

（3）与其他抗生素一样，长期使用头孢哌酮舒巴坦可引起不敏感细菌过度生长，因此在治疗过程中应仔细观察患儿的病情变化。

（4）与其他全身应用的抗生素一样，建议在疗程较长时定期检查患儿是否存在各系统器官的功能障碍，其中包括肾脏、肝脏和血液系统。这一点对新生儿，尤其是早产儿特别重要。

（5）应用本品期间接受含乙醇药物者可出现双硫仑样反应，对于需要鼻饲或胃肠外营养的患儿，流质饮食或输注营养液中应避免乙醇。

（6）本品注射液不可与氨基糖苷类注射液直接混合，因存在物理性配伍禁忌。当必须用本品和氨基糖苷类联合治疗时，可采用序贯间歇静脉输注法。本品和氨基糖苷类的白天用药间隔时间应尽可能延长，各剂量输注间应采用足量的适宜稀释液灌洗静脉输注管，也可采用另一根单独的静脉输注管。

（7）脑脊液中高浓度的β- 内酰胺类抗生素可引起中枢神经系统不良反应，如抽搐等。由于头孢哌酮和舒巴坦均可通过血液透析从血循环中被清除，因此如肾功能损害的患儿发生药物过量，血液透析治疗可增加本品从体内的排出。

（五）制剂与规格

注射剂：① 0.75 g（头孢哌酮钠 0.375 g，舒巴坦钠 0.375 g）；② 1.0 g（头孢哌酮钠 0.5 g，舒巴坦钠 0.5 g）；③ 1.5 g（头孢哌酮钠 1.0 g，舒巴坦钠 0.5 g）；④ 2.0 g（头孢哌酮钠 1.0 g，舒巴坦钠 1.0 g）。

（王芳兰）

第二节　氨基糖苷类

一、庆大霉素

（一）商品名或别名

艮他霉素，正泰霉素，瑞贝克，Swibec。

（二）用药指征

本品用于敏感菌所致的严重感染，如败血症、下呼吸道感染、肠道感染、盆/腹腔感染、皮肤软组织感染、复杂性尿路感染。用于中枢神经系统感染时，可同时用本品鞘内注射作为辅助治疗。

（三）用法与用量

肌内注射或静脉滴注，一日 3～5 mg/kg，分 2～3 次给予。口服，一日 10～15 mg/kg，分 3～4 次服，用于肠道感染或术前准备。

（四）用药指导

（1）庆大霉素属氨基糖苷类，儿科应慎用，尤其早产儿及新生儿，因其肾脏组织尚未发育完全，使本类药物的半衰期延长，易在体内积蓄而产生毒性反应。

（2）本品与 β- 内酰胺类合用时，多数可获得协同抗菌作用。

（3）与其他氨基糖苷类合用或先后连续局部或全身应用，可能增加其产生耳毒性、肾毒性及神经 – 肌肉阻滞作用的可能性。

（五）制剂与规格

片剂：40 mg。

胃内滞留型缓释片剂：40 mg。

颗粒剂：10 mg。

注射剂：① 40 mg；② 80 mg。

二、阿米卡星

（一）商品名或别名

丁胺卡那霉素，阿米卡霉素，Amiklin，Briclin，Chemacin。

（二）用药指征

铜绿假单胞菌及部分其他假单胞菌、大肠埃希菌、变形杆菌属、克雷伯菌属、肠杆菌属、沙雷菌属、不动杆菌属等敏感革兰氏阴性杆菌与葡萄球菌属（甲氧西林敏感株）所致严重感染，如菌血症或败血症、细菌性心内膜炎、下呼吸道感染、骨关节感染、胆道感染、腹腔感染、复杂性尿路感染、皮肤软组织感染等有关。

（三）用法与用量

肌内注射或静脉滴注：首剂 10 mg/kg，继以每 12 小时 7.5 mg/kg，或每 24 小时 15 mg/kg。

（四）用药指导

（1）其他肾毒性药物及耳毒性药物均不宜与本品合用或先后应用，以免加重肾毒性或耳毒性。

（2）使用本品时应给予患儿足够的水分，以减少肾小管损害。

（3）与碳酸氢钠、氨茶碱合用可增强抗菌作用。

（五）制剂与规格

注射剂：① 100 mg；② 200 mg；③ 500 mg。

（王芳兰）

第三节　酰胺醇类

氯霉素

（一）商品名或别名

润洁，清润。

（二）用药指征

（1）本品可用于敏感菌所致伤寒、副伤寒；脑膜炎、脑脓肿；中枢神经系统、腹腔、盆腔、肺部感染；败血症；立克次体感染，可用于Q热、落基山斑点热、地方性斑疹伤寒。

（2）滴眼液、眼膏用于治疗由埃希杆菌、流感嗜血杆菌、克雷伯菌属、金黄色葡萄球菌、溶血性链球菌和其他敏感菌所致眼部感染，如沙眼、结膜炎、角膜炎、眼睑缘炎等。

（3）滴耳液：用于治疗敏感细菌感染引起的外耳炎、急慢性中耳炎。

（4）耳栓：用于急/慢性化脓性中耳炎及乳突根治术后流脓者，对病原微生物引起的外耳道炎亦有效。

（三）用法与用量

1. 口服

一日 25～50 mg/kg，分 3～4 次服用。

2. 静脉滴注

一日 25～50 mg/kg，分 3～4 次给予；新生儿一日不超过 25 mg/kg，分 4 次给予。

3. 滴眼

滴于眼睑内，一日 3～5 次；眼膏涂入眼睑内，一日 3 次。

4. 滴耳

滴耳液滴于耳道内，一次 2～3 滴，一日 3 次；耳栓：先将患耳内的分泌物擦拭干净，然后将栓剂 1 粒放入患耳的外耳道内。如患耳内无分泌物，可先将栓剂塞入耳道内，再将一湿棉球塞于栓剂尾部即可。

（四）用药指导

（1）肝肾功能损害患儿避免使用，如必须使用须减量。在治疗中应定期检查血象。

（2）应用氯霉素滴眼液时注意：①大剂量长期使用（超过 3 个月）可引起视神经炎或视神经乳头炎（特别是小儿）。长期应用本品的患儿，应事先做眼部检查，并密切注意患儿的视功能和视神经炎的症状，一旦出现即停药。同时服用维生素 C 和维生素 B。②滴眼时瓶口勿接触眼睛，使用后应将瓶盖拧紧，勿使瓶口接触皮肤以免污染。

（3）应用滴耳液注意事项：如耳内分泌物多，应先清除，再滴入本品；使用后应拧紧瓶盖，防止污染。

（4）耳栓注意事项：本品虽是局部用药，但长期大量应用后也可因吸收而引起类似于全身用药的不良反应（如再生障碍性贫血），长期、反复使用本品者应定期检查血象。

（五）制剂与规格

片剂：0.25 g。

注射剂：① 0.125 g；② 0.25 g。

滴眼剂：8 mL：20 mg。

眼膏剂：① 1%；② 3%。

滴耳剂：10 mL：0.25 g。

耳栓：0.1 g。

（王芳兰）

第二章　合成的抗菌药

第一节　磺胺类

一、磺胺嘧啶

（一）商品名或别名

大力克，他太先，太先，SD。

（二）用药指征

（1）本品可用于敏感脑膜炎球菌所致的流行性脑脊髓膜炎的治疗和预防。

（2）与甲氧苄啶合用可治疗对其敏感的流感嗜血杆菌、肺炎链球菌和其他链球菌所致的中耳炎及皮肤软组织等感染。

（3）星形诺卡菌病。

（4）对氯喹耐药的恶性疟疾治疗的辅助用药。

（5）为治疗沙眼衣原体所致宫颈炎和尿道炎的次选药物。

（6）治疗由沙眼衣原体所致的新生儿包涵体结膜炎的次选药物。

（三）用法与用量

1. 口服

一次 25～30 mg/kg，一日 2 次，首次剂量加倍（总量不超过 2 g）。

2. 预防流行性脑脊髓膜炎

口服，一日 0.5 g，分 2 次，疗程 2～3 日。

3. 缓慢静脉注射或静脉滴注

一日 50～75 mg/kg，分 2 次。

（四）用药指导

（1）小于 2 个月的婴儿禁用。

（2）交叉过敏反应对一种磺胺药呈现过敏的患儿对其他磺胺药可能过敏。

（3）对呋塞米、砜类药物、噻嗪类利尿药、磺脲类、碳酸酐酶抑制药过敏的患儿，对磺胺药亦可能过敏。

（4）每次服用本品时应饮用足量水分。如应用本品疗程长，剂量大时除多饮水外宜同服碳酸氢钠。

（5）治疗中定期尿液检查（每 2～3 日查尿常规 1 次）以发现长疗程或大剂量治疗时可能发生的结晶尿。

（6）严重感染者应测定血药浓度，对大多数感染性疾患，游离磺胺浓度达 50～150 μg/mL（严重感染 120～150 μg/mL）可有效。总磺胺血浓度不应超过 200 μg/mL，如超过此浓度，不良反应发生率增高。

（7）由于本品在尿中溶解度低，出现结晶尿机会增多。故一般不推荐用于尿路感染的治疗。

（8）不可任意加大剂量、增加用药次数或延长疗程，以防蓄积中毒。

（9）由于本品能抑制大肠埃希菌的生长，妨碍 B 族维生素在肠内的合成，故使用本品超过 1 周以上者，应同时给予维生素 B 以预防其缺乏。

（10）接受本品治疗者对维生素 K 的需要量增加。

（五）制剂与规格

片剂：0.5 g。

注射剂：① 0.4 g；② 1 g。

二、复方磺胺甲噁唑

（一）商品名或别名

复方新诺明。

（二）用药指征

本品用于敏感菌所致的儿童急性中耳炎、细菌性尿路感染、肠道感染的治疗，亦用于肺孢子菌病等的预防和治疗。

（三）用法与用量

1. 治疗细菌感染

2 个月以上体重小于 40 kg 的患儿，一次服磺胺甲噁唑 20～30 mg/kg 及甲氧苄啶 4～6 mg/kg，每 12 小时 1 次；体重大于等于 40 kg 的患儿，一次口服磺胺甲噁唑 800 mg 及甲氧苄啶 160 mg，每 12 小时 1 次。

2. 治疗肺孢子菌病

一次口服磺胺甲噁唑 18.75～25 mg/kg 及甲氧苄啶 3.75～5 mg/kg，每 8 小时 1 次，一个疗程 21 日。

（四）用药指导

（1）禁忌证：①对磺胺甲噁唑和甲氧苄啶过敏者禁用。②由于本品阻止叶酸的代谢，加重巨幼红细胞性贫血患儿叶酸盐的缺乏，所以该病患儿禁用本品。③小于 2 个月的婴儿禁用本品。④重度肝肾功能损害者禁用本品。

（2）交叉过敏反应，对一种磺胺药过敏的患儿，对其他磺胺药也可能过敏。对呋塞米，砜类、噻嗪类利尿药，磺脲类、碳酸酐酶抑制药过敏的患儿，对磺胺药亦可过敏。

（3）本品可致肾脏损害，发生结晶尿、血尿和管型尿，故服用本品期间应多饮水，保持高尿流量。如应用本品疗程长、剂量大，除多饮水外，宜同服碳酸氢钠，以防止此不良反应。

（4）由于本品可与胆红素竞争在血浆蛋白上的结合部位，而新生儿的乙酰转移酶系统未发育完善，磺胺游离血浓度增高，以致增加了核黄疸发生的危险性，因此该类药物在新生儿及 2 个月以下婴儿的应用属禁忌。儿童处于生长发育期，肝肾功能还不完善，用药量应酌减。

（5）过敏反应较为常见，可表现为药物疹，严重者可发生渗出性多形红斑、剥脱性皮炎和大疱表皮松解萎缩性皮炎等；也有表现为光敏反应、药物热、关节及肌肉疼痛、发热等血清病样反应。偶见过敏性休克。

（五）制剂与规格

片剂：①磺胺甲基异噁唑 0. 1 g，甲氧苄啶 20 mg；②磺胺甲基异噁唑 0.4 g，甲氧苄啶 80 mg。

颗粒剂：磺胺甲基异噁唑 0.1 g，甲氧苄啶 20 mg。

（王芳兰）

第二节　硝基呋喃类

呋喃唑酮

（一）商品名或别名

痢特灵，Furazon。

（二）用药指征

本品主要用于菌痢、肠炎，也可用于伤寒、副伤寒、梨形鞭毛虫病和阴道滴虫病；对胃炎和胃、十二指肠溃疡也有治疗作用，研究者认为与本品对幽门螺旋杆菌的抗菌作用有关（但新近有人认为本品对胃、十二指肠溃疡的疗效可疑）。

（三）用法与用量

口服：一日 5～8 mg/kg，分 4 次，最大剂量不宜超过一日 10 mg/kg，一个疗程 3～7 日。

（四）用药指导

（1）一般不宜用于溃疡病或支气管哮喘患儿。

（2）口服本品期间和停药后 5 日内，禁止饮酒。

（3）新生儿和葡萄糖 –6– 磷酸脱氢酶（G–6–PD）缺乏者可致溶血性贫血。

（五）制剂与规格

片剂：① 25 mg；② 100 mg；③ 10 mg；④ 30 mg。

（王芳兰）

第三节　硝基咪唑类

一、甲硝唑

（一）商品名或别名

灭滴灵，弗来格，Flagyl。

（二）用药指征

本品用于各种厌氧菌感染，如败血症、心内膜炎、脓胸、肺脓肿、腹腔感染、盆腔感染、妇科感染、骨和关节感染、脑膜炎、脑脓肿、皮肤软组织感染、艰难梭菌引起的抗生素相关肠炎、幽门螺杆菌相关胃炎或消化性溃疡、牙周感染及加德纳阴道炎等；也可作为某些污染或可能污染手术的预防用药，如结肠直肠择期手术等；还可用于治疗肠道及肠外阿米巴病（如阿米巴肝脓肿、胸腔阿米巴病等）、阴道滴虫病、小袋虫病、皮肤利什曼病、麦地那龙线虫病、贾第虫病等。

（三）用法与用量

口服：一次 7.5 mg/kg，6 小时 1 次。重症患儿可采用静脉滴注：首剂 15 mg/kg，以后每 6 小时 7.5 mg/kg，7～10 日为一个疗程。

（四）用药指导

（1）对本品或吡咯类药物过敏患儿，以及有活动性中枢神经疾病和血液病患儿禁用。

（2）若使用中发生中枢神经系统不良反应，应及时停药。

（3）肝功能减退者本品代谢减慢，药物及其代谢物易在体内蓄积，应减量使用，并监测血药浓度。

（4）用药期间不应饮酒或饮用含乙醇的饮料，也不应与含乙醇的药物合用，因可引起体内乙醛蓄积，干扰乙醇的氧化过程，导致双硫仑样反应，患儿可出现腹部痉挛、恶心、呕吐、头痛、面部潮红等。

（5）本品最严重不良反应为大剂量时可引起癫痫发作和周围神经病变，后者主要表现为肢端麻木和感觉异常。某些病例长期用药时可产生持续周围神经病变。

（五）制剂与规格

片剂：0.2 g。

注射剂：① 20 mL：100 mg；② 100 mL：0.2 g；③ 250 mL：0.5 g；④ 250 mL：1.25 g。

甲硝唑葡萄糖：250 mL（内含甲硝唑 0.5 g，葡萄糖 12.5 g）。

二、替硝唑

（一）商品名或别名

康多利，普洛施，替消唑，Tinadazol，Tinidazolum，Tricolam。

（二）用药指征

（1）本品用于治疗多种厌氧菌感染，如败血症、骨髓炎、腹腔感染、盆腔感染、鼻窦炎、支气管感染、肺炎、皮肤蜂窝织炎、口腔感染及术后伤口感染。

（2）可用于结肠或直肠手术、口腔手术的术前预防用药。

（3）也可用于肠道及肠道外阿米巴病、阴道滴虫病、贾第鞭毛虫病、加得纳菌阴道炎的治疗。

（4）还可作为甲硝唑的替代药，用于治疗幽门螺杆菌所致的胃窦炎及消化性溃疡。

（三）用法与用量

口服。

1. 阿米巴痢疾

一日 30～50 mg/kg，连用 3 日。

2. 阿米巴肝脓肿

一日 30 mg/kg，分 2 次给药，连用 3～5 日。

3. 泌尿生殖系统滴虫病

一日 50～75 mg/kg，一日 2 次，共 3 日。

（四）用药指导

（1）口服片剂宜于餐间或餐后服用。

（2）念珠菌感染者应用本品时症状可能加重，需同时给予抗真菌药治疗。

（3）本品对阿米巴包囊作用不大，宜加用杀包囊药物。

（4）本品代谢产物可使尿液呈深红色，需与血尿相鉴别。

（5）用药中如出现运动失调或其他中枢神经系统症状，应及时停药。

（6）对本品及其他硝基咪唑类药物过敏者和中枢神经系统疾病患儿禁用。

（7）与苯妥英钠、苯巴比妥等肝微粒体酶诱导药物同用，可加速本品代谢，使血药浓度下降；而苯妥英钠的排泄减慢，血药浓度升高。

（8）与西咪替丁等抑制肝微粒体酶活性的药物同用，可减缓本品的代谢及排泄，使其半衰期延长，应注意监测血药浓度并调整剂量。

（9）其余参阅“甲硝唑”。

（五）制剂与规格

片剂：① 0.15 g；② 0.25 g；③ 0.5 g。

胶囊剂：① 0.2 g；② 0.25 g；③ 0.5 g。

口含片剂：2.5 mg。

三、奥硝唑

（一）商品名或别名

氯丙硝唑，滴必露，氯醇硝唑，甲硝咪氯丙醇，潇然，固特，奥立泰。

（二）用药指征

（1）本品用于治疗由脆弱拟杆菌、狄氏拟杆菌、卵圆拟杆菌、多形拟杆菌、普通拟杆菌、梭状芽孢杆菌、真杆菌、消化球菌、消化链球菌、幽门螺丝杆菌、黑色素拟杆菌、梭杆菌、CO_2 噬织维菌、牙龈类杆菌等敏感厌氧菌所引起的多种感染性疾病。

（2）用于手术前预防感染和手术后厌氧菌感染的治疗。

（3）治疗消化系统严重阿米巴虫病，如阿米巴痢疾、阿米巴肝脓肿等。

（三）用法与用量

1. 口服

（1）急性毛滴虫病：一日 25 mg/kg，一次顿服。

（2）阿米巴虫病。①阿米巴痢疾：体重 35～60 kg 的患儿，一次 1500 mg，晚饭后顿服，连服 3 天；大于 60 kg 的儿童，一次 1000 mg，一日 2 次，饭后口服，连服 3 天；小于 35 kg 的儿童，40 mg/kg，一次顿服，饭后口服，连服 3 天。②其他阿米巴虫病：大于 35 kg 的儿童，一次 500 mg，一日 2 次；小于 35 kg 以下的儿童，25 mg/kg，一次顿服，连服 5～10 天。

（3）贾第鞭毛虫病：①体重 35 kg 以上的儿童，晚上顿服 1500 mg，服药 1～2 天。②体重 35 kg 以下的儿童，40 mg/kg，一次顿服，服药 1～2 天。

（4）厌氧菌感染：体重 35 kg 以上的儿童，一次 500 mg，一日 2 次；体重 35 kg 以下的儿童，20 mg/kg，分 2 次口服。

2. 静脉滴注

一次 10 mg/kg，12 小时 1 次，滴注时间 30 分钟，连用 5～10 日。

（四）用药指导

（1）脑和脊髓发生病变的患儿、癫痫及各种器官硬化症患儿禁用。建议 3 岁以下儿童勿用。

(2)肝损伤患儿每次用药剂量与正常用量相同，但用药间隔时间要加倍，以免药物蓄积。

(3)使用过程中，如有异常神经症状反应，应立即停药，并进一步观察治疗。

(4)同其他硝基咪唑类药物相比，本品对乙醛脱氢酶无抑制作用。

(5)巴比妥类药物、雷尼替丁、西咪替丁等均可加快本药的消除而降解，并影响凝血，故禁止合用。

(6)奥硝唑与阿洛西林钠存在配伍禁忌，临床上联合使用时，应在两者间加输一组液体或更换输液管。

(五)制剂与规格

分散片：250 mg。

注射剂：5 mL：500 mg。

奥硝唑氯化钠注射剂：100 mL（奥硝唑 250 mg，氯化钠 825 mg）。

奥硝唑葡萄糖注射剂：100 mL（奥硝唑 500 mg，葡萄糖 5000 mg）。

（王芳兰）

第三章　抗结核药

第一节　异烟肼

一、商品名或别名

雷米封，异烟酰肼，INH，Isolyn，Tubazid。

二、用药指征

（1）本品注射液与其他抗结核药联合用于治疗重症或不能口服给药的各型结核病，包括结核性脑膜炎以及其他非结核分枝杆菌感染。

（2）单用或与其他抗结核药联合用于以下各型结核病：①新近确诊为结核病患儿的家庭成员。②正在接受免疫抑制剂或长期激素治疗的结核菌素试验阳性者。③某些血液病或单核－吞噬细胞系统疾病（如白血病、霍奇金病）、糖尿病等伴结核菌素试验阳性者。④已知或怀疑为 HIV 感染，其结核菌素试验（PPD）阳性者。

（3）对痢疾、百日咳、睑腺炎等也有一定疗效。

三、用法与用量

（1）口服：一日 10～20 mg/kg，最高日剂量为 300 mg，顿服。

（2）肌内注射：治疗剂量为一日 10～20 mg/kg，最高日剂量为 300 mg；某些严重结核病患儿（如结核性脑膜炎），一日剂量可增加至 30 mg/kg，但最高日剂量为 500 mg。

（3）静脉滴注：同肌内注射。

四、用药指导

（1）本品与戊四氮属配伍禁忌。

（2）慢乙酰化患儿较易产生不良反应，如周围神经炎等，故宜用较低剂量。

（3）治疗结核必须持续 6～24 个月，甚至需数年或不定期用药。

（4）轻度单项氨基转移酶增高不需停药，但在保肝治疗的同时，氨基转移酶持续增高及出现黄疸时均需停药。

（5）新生儿用药时，应密切观察不良反应的出现。

五、制剂与规格

片剂：① 50 mg；② 100 mg；③ 300 mg。

注射剂：① 2 mL：50 mg；② 2 mL：100 mg。

异烟肼氯化钠注射剂：250 mL（异烟肼 300 mg、氯化钠 2.25 g）。

（王芳兰）

第二节　对氨基水杨酸钠

一、商品名或别名

PAS－NA，对氨柳酸钠，抗痨钠。

二、用药指征

本品适用于结核分枝杆菌所致的肺及肺外结核病。本品仅对分枝杆菌有效，单独应用时结核杆菌对本品能迅速产生耐药性，因此必须与其他抗结核药合用。链霉素和异烟肼与本品合用时能延缓结核杆菌对前两者耐药性的产生。主要用作二线抗结核药物。本品对不典型分枝杆菌无效。

三、用法与用量

（一）口服

一日 0.15～0.2 g/kg，分 3～4 次使用。

（二）静脉滴注

剂量同口服量，临用前加适量注射用水溶解后再用 5% 葡萄糖注射液 500 mL 稀释（遮光），2～3 小时滴完。

四、用药指导

（1）下列情况应慎用：充血性心力衰竭、胃溃疡、葡萄糖－6－磷酸脱氢酶（G–6–PD）缺乏症、严重肝功能损害、严重肾功能损害。

（2）对其他水杨酸类包括水杨酸甲酯（冬青油）或其他含对氨基苯基团（如某些磺胺药和染料）过敏的患儿对本品亦可过敏。

五、制剂与规格

肠溶片剂：0.5 g。

注射剂：① 2.0 g；② 4.0 g。

（王芳兰）

第三节　乙胺丁醇

一、商品名或别名

盐酸乙胺丁醇，乙二胺丁醇，Dexambutol，Myambutol。

二、用药指征

（1）本品与其他抗结核药联合治疗结核分枝杆菌所致的肺结核和肺外结核，尤其适用于不能耐受链霉素注射的患儿。

（2）也可用于治疗结核性脑膜炎及非典型结核分枝杆菌感染。

三、用法与用量

口服。

（1）结核初治（与其他抗结核药合用）：①一次 0.015 g/kg，一日 1 次。②一次 0.025～0.03 g/kg，最高 2.5 g，一周 3 次。③一次 0.05 g/kg，最高 2.5 g，一周 2 次。

（2）结核复治（与其他抗结核药合用）：一次 0.025 g/kg，一日 1 次，连续 60 日，继而一次 0.015 g/kg，一日 1 次。

（3）非结核分枝杆菌感染（与其他抗分枝杆菌药合用）：一日 0.015～0.025 g/kg，顿服。

四、用药指导

（1）本品为二线抗结核药，可用于经其他抗结核药治疗无效的患儿。因单用本品时可迅速产生耐药性，故常与其他抗结核药联合应用，以增强疗效并延缓细菌耐药性的产生。

（2）可与食物同服，以减少胃肠道刺激。

（3）本品每日剂量分次服用可能达不到有效血药浓度，因此每日剂量宜一次顿服。

（4）治疗中一旦出现视觉障碍，应视情况减量或停药，发生视神经炎时需立即停药，并予大剂量 B 族维生素治疗。

（5）药物过量的处理：停药，对症处理。

（6）13 岁以下儿童尚缺乏临床资料。由于不易监测幼儿视力变化，故不推荐用于 13 岁以下儿童。

五、制剂与规格

片剂：0.25 g。

胶囊剂：0.25 g。

（王芳兰）

第四节　利福平

一、商品名或别名

甲哌利福霉素，力复平，甲哌力复霉素，Rifadine，Feronia。

二、用药指征

（1）本品与其他抗结核药联用于结核病初治与复治，包括结核性脑膜炎的治疗；亦适用于无症状脑膜炎球菌带菌者，以消除鼻咽部奈瑟脑膜炎球菌；还可作为骨关节结核和淋巴结核伴有瘘管者的局部用药。

（2）可与其他药物联合用于麻风、非结核分枝杆菌感染的治疗。

（3）也可用于耐甲氧西林金黄色葡萄球菌（MRSA）所致的感染。

（4）可与红霉素合用治疗军团菌感染。

三、用法与用量

口服。

（一）抗结核

1 个月以上的患儿，一日 10～20 mg/kg，顿服；新生儿，一次 5 mg/kg，一日 2 次。

（二）脑膜炎球菌带菌者（无症状）

1 个月以上的患儿，一日 10 mg/kg，每 12 小时 1 次，连服 4 次。

四、用药指导

（1）本品不宜用于脑膜炎球菌感染的治疗。

（2）间歇使用本品治疗时宜每周 3 次以上，以免发生免疫反应，这种给药方法也适用于麻风病的治疗。

（3）宜空腹时（餐前 1 小时或餐后 2 小时）用水送服，以利吸收。如出现胃肠道刺激症状，则可在睡前或进食时服用。

（4）单独用于治疗结核病时可能迅速产生细菌耐药性，因此本品必须与其他抗结核药合用。治疗至少 6 个月，甚至持续 1～2 年、数年或长期服药。

（5）服药后，尿、唾液、汗液等排泄物可呈橘红色，尤以尿液更加明显。

（6）本品可能引起白细胞和血小板减少，并导致齿龈出血和感染，愈合延迟等。此时应避免拔牙等手术，并注意口腔卫生，刷牙及剔牙均需谨慎，直至血象恢复正常。

（7）本品过量的症状：精神迟钝、眼周和面部水肿、全身瘙痒、红人综合征（皮肤黏膜及巩膜呈红色或橙色）。

（8）婴儿慎用。

五、制剂与规格

片剂：① 100 mg；② 150 mg；③ 300 mg；④ 450 mg；⑤ 600 mg。

胶囊剂：① 100 mg；② 150 mg；③ 300 mg；④ 450 mg；⑤ 600 mg。

（王芳兰）

第五节　利福喷汀

一、商品名或别名

环戊去甲利福平，利福喷丁。

二、用药指征

（1）本品与其他抗结核药联合用于各种结核病的初治与复治，但不宜用于结核性脑膜炎的治疗。

（2）适合医务人员直接观察下的短程化疗。

（3）亦可用于非结核性分枝杆菌感染的治疗。

（4）与其他抗麻风药联合用于麻风治疗可能有效。

三、用法与用量

口服，一次 10 mg/kg，一周 1 次空腹顿服或分 2 次服。

四、用药指导

（1）本品与其他利福霉素有交叉过敏性。

（2）酒精中毒、肝功能损害者慎用。肝功能减退的患儿必须密切观察肝功能的变化。

（3）服用本品后引起白细胞和血小板减少的患儿，应避免进行拔牙等手术，并注意口腔卫生，剔牙需谨慎，直至血象恢复正常。

（4）服药后，尿、唾液、汗液等排泄物可呈橘红色。

（5）长期应用可引起低钙血症，儿童可出现佝偻病样改变，少年出现骨软化症。

五、制剂与规格

片剂：150 mg。

胶囊剂：150 mg。

（王芳兰）

第四章　抗真菌药

第一节　两性霉素 B

一、商品名或别名

锋可松，异性霉素，庐山霉素，节丝霉素 B。

二、用药指征

本品适用于敏感真菌所致的深部真菌感染且病情呈进行性发展者，如败血症、心内膜炎、脑膜炎（隐球菌及其他真菌）、腹腔感染（包括与透析相关者）、肺部感染、尿路感染和眼内炎等。

三、用法与用量

（一）静脉用药

开始静脉滴注时，先试以 1～5 mg 或按体重一次 0.02～0.1 mg/kg 给药，以后根据患儿耐受情况每日或隔日增加 5 mg，当增至一次 0.6～0.7 mg/kg 时即可暂停增加剂量，此为一般治疗量。

（二）鞘内给药

首次 0.05～0.1 mg，以后渐增至每次 0.5 mg，最大量一次不超过 1 mg，一周给药 2～3 次，总量 15 mg 左右。鞘内给药时宜与小剂量地塞米松或琥珀酸氢化可的松同时给予，并需用脑脊液反复稀释药液，边稀释边缓慢注入以减少不良反应。

（三）局部用药

超声雾化吸入时本品浓度为 0.01%～0.02%，每日吸入 2～3 次，每次吸入 5～10 mL。持续膀胱冲洗时一日以两性霉素 B 5 mg 加入 1000 mL 灭菌注射用水中，按每小时注入 40 mL 速度进行冲洗，共用 5～10 日。

（四）两性霉素 B 脂质体

静脉滴注，起始剂量 0.1 mg/kg，以后一日 1 mg/kg，逐日递增至一日 3 mg/kg，严重感染可增加剂量至一日 5 mg/kg，肝功能损害者无须减量。

四、用药指导

（1）本品毒性大，不良反应多见，但它又是治疗危重深部真菌感染的唯一有效药物，选用本品时必须权衡利弊后做出决定。

（2）下列情况应慎用：

1）肾功能损害：本品主要在体内灭活，故肾功能重度减退时半衰期仅轻度延长，因此肾功能轻、中度损害的患儿如病情需要仍可选用本品，重度肾功能损害者则需延长给药间期或减量应用，应用其最小有效量；当治疗累积剂量大于 4 g 时可引起不可逆性肾功能损害。

2）肝功能损害：本品可致肝毒性，肝病患儿避免应用本品。

3）静脉及鞘内给药剂量以体重计算，应限用最小有效剂量。

（3）治疗期间定期严密随访血、尿常规、肝肾功能、血钾、心电图等，如血尿素氮或血肌酐明显升高时，则需减量或暂停治疗，直至肾功能恢复。

（4）为减少本品的不良反应，给药前可给予解热镇痛药和抗组胺药，如吲哚美辛和异丙嗪等，同时给予琥珀酸氢化可的松 25～50 mg 或地塞米松 2～5 mg 一同静脉滴注。

（5）本品治疗如中断 7 日以上者，需重新自小剂量（0.25 mg/kg）开始逐渐增加至所需量。

（6）本品宜缓慢避光滴注，每次滴注时间至少 6 小时。

（7）药液静脉滴注时应避免外漏，因本品可致局部刺激。

五、制剂与规格

注射剂：① 5 mg（5000 U）；② 25 mg（2.5 万 U）；③ 50 mg（5 万 U）。

脂质体：① 2 mg（2000 U）；② 10 mg（1 万 U）；③ 50 mg（5 万 U）；④ 100 mg（10 万 U）。

（王芳兰）

第二节 制霉素

一、商品名或别名

制霉菌素。

二、用药指征

本品用于皮肤、黏膜、消化道的白色念珠菌感染，如鹅口疮、真菌性肠炎、泌尿道白色念珠菌感染。

三、用法与用量

（1）口服：一日 5 万～10 万 U/kg，分 3～4 次。

（2）外用：涂患部，一日 2～3 次。

四、用药指导

（1）本品过敏的患儿禁用。

（2）全身真菌感染无治疗作用。5 岁以下儿童不推荐使用。

（3）制霉菌素外用不可用水作为溶媒，甘油做溶媒效果更佳。

五、制剂与规格

片剂：① 10 万 U；② 25 万 U；③ 50 万 U。

软膏：① 1 g：10 万 U；② 1 g：20 万 U。

（王芳兰）

第三节　酮康唑

一、商品名或别名

里素劳，Nizoral。

二、用药指征

本品适用于下列系统性真菌感染的治疗：①念珠菌病、慢性皮肤黏膜念珠菌病、口腔念珠菌感染、尿路念珠菌感染，局部治疗无效的慢性、复发性阴道念珠菌病。②皮炎芽生菌病。③球孢子菌病。④组织胞浆菌病。⑤着色真菌病。⑥副球孢子菌病。由皮肤真菌和酵母菌所致的皮肤真菌病、花斑癣及发癣，当局部治疗或口服灰黄霉素无效，或难以接受灰黄霉素治疗的严重顽固性皮肤真菌感染，可用本品治疗。

三、用法与用量

口服。2 岁以上的患儿，一日 3.3～6.6 mg/kg，顿服或分 2 次服。

四、用药指导

（1）下列情况应慎用：①胃酸缺乏（可能引起本品的吸收减少）。②乙醇中毒或肝功能损害（本品可致肝毒性）。

（2）治疗前及治疗期间应定期检查肝功能。血清氨基转移酶的升高可能不伴肝炎症状，然而，如果血清氨基转移酶值持续升高或加剧，或伴有肝毒性症状时均应中止酮康唑的治疗。

（3）如同时应用西咪替丁或呋喃硫胺，应至少于服用本品 2 小时后服用。

（4）本品可引起光敏反应，故服药期间应避免长时间暴露于明亮光照下，可佩戴有色眼镜。

（5）服药期间禁服含乙醇类饮料或药物，当发生头晕、嗜睡时需引起注意。

（6）肾功能损害者应用本品不需减量。

（7）本品对血－脑屏障穿透性差，不宜用于真菌性脑膜炎的治疗；本品对曲霉、毛霉或足分支菌感染的疗效不佳，亦不宜选用。

五、制剂与规格

片剂：0.2 g。

（王芳兰）

第四节　氟康唑

一、商品名或别名

大扶康，三维康，Diflucan。

二、用药指征

（1）念珠菌病：用于治疗口咽部和食管念珠菌感染；播散性念珠菌病，包括腹膜炎、肺炎、尿路感染等；念珠菌外阴阴道炎。尚可用于骨髓移植患儿接受细胞毒类药物或放射治疗时，预防念珠菌感染的发生。

（2）隐球菌病：用于治疗脑膜炎以外的新型隐球菌病或治疗隐球菌脑膜炎时，本品可作为两性霉素 B 联合氟胞嘧啶初治后的维持治疗药物。

（3）球孢子菌病。

（4）用于接受化疗、放疗和免疫抑制治疗患儿的预防治疗。

（5）本品亦可替代伊曲康唑用于芽生菌病和组织胞浆菌病的治疗。

三、用法与用量

黏膜念珠菌病：4 周以上的患儿，氟康唑一日推荐剂量为 3 mg/kg。为能更迅速地达到稳态浓度，第 1 天可给予 6 mg/kg 饱和剂量，疗程 7～14 日。其他黏膜感染如食管炎、念珠菌尿以及非侵袭性念珠菌感染，疗程 14～30 日。新生儿氟康唑自体内排出缓慢，小于 2 周的患儿剂量同上，但应每 72 小时给药 1 次；出生后 3～4 周的患儿，给予相同剂量，每 48 小时给药 1 次。

四、用药指导

（1）本品与其他吡咯类药物可发生交叉过敏反应。因此，对任何一种吡咯类药物过敏者禁用本品。

（2）由于本品主要自肾排出，因此治疗中需定期检查肾功能。肾功能减退患儿需减量应用。

（3）本品目前在免疫缺陷者中的长期预防用药，已导致念珠菌属等对氟康唑等吡咯类抗真菌药耐药性的增加，故需掌握指征，避免无指征预防用药。

（4）治疗过程中可发生轻度一过性血清氨基转移酶升高，偶可出现肝毒性症状。因此用本品治疗开始前和治疗中均应定期检查肝功能，如肝功能出现持续异常，或肝毒性临床症状时均须立即停用本品。

（5）本品与肝毒性药物合用、需服用本品 2 周以上或接受多倍于常用剂量的本品时，可使肝毒性的发生率增高，故需严密观察，在治疗前和治疗期间每 2 周进行 1 次肝功能检查。

（6）本品应用疗程应视感染部位及个体治疗反应而定。一般治疗应持续至真菌感染的临床表现及实验室检查指标显示真菌感染消失为止。

（7）接受骨髓移植者，如严重粒细胞减少已先期发生，则应预防性使用本品，直至中性粒细胞计数上升至 1×10^9/L 以上后 7 日。

五、制剂与规格

片剂：① 50 mg；② 100 mg。

（王芳兰）

第五节　伏立康唑

一、商品名或别名

迪尔达宁，威凡，Vfend。

二、用药指征

本品应在有经验的医生的指导下严格按照以下适应证范围应用。本品是一种广谱的三唑类抗真菌药，其适应证如下：治疗侵袭性曲霉病；治疗对氟康唑耐药的念珠菌引起的严重侵袭性感染（包括克柔念珠菌）；治疗由足放线病菌属和镰刀菌属引起的严重感染。本品应主要用于治疗免疫缺陷患儿中进行性的、可能威胁生命的感染。

三、用法与用量

不推荐2岁以下儿童使用本品。根据中国《国家处方集》和国内儿科临床实践1～12岁儿童推荐的维持用药方案：口服和静脉用药都不推荐用负荷剂量，维持剂量静脉为每12小时给药7 mg/kg；口服为每12小时给药200 mg。如果患儿不能耐受7 mg/kg，一日2次的静脉用药，根据群体药代动力学分析和以往的临床经验，可以考虑从7 mg/kg减量到4 mg/kg，一日2次。

12～16岁儿童静脉滴注首次给药时第一天均应给予负荷剂量，以使其血药浓度在给药第一天即接近于稳态浓度。静脉滴注负荷剂量（第1个24小时）每12小时给药1次，一次6 mg/kg（适用于第1个24小时）；维持剂量（开始用药24小时以后）一日给药2次，一次4 mg/kg。由于口服片剂的生物利用度很高（96%），所以在有临床指征时，静脉滴注和口服两种给药途径可以互换。疗程视患儿用药后的临床和微生物学反应而定。静脉用药的疗程不宜超过6个月。

可以采用下列注射液稀释：5%葡萄糖或0.9%氯化钠注射液。本品与其他溶液的相容性尚不清楚。本品稀释后必须立即使用。本品仅供单次使用，未用完的溶液应当弃去。只有清澈的、无颗粒的溶液才能使用。本品在静脉滴注前先使用5 mL专用溶媒溶解，再稀释至2～5 mg/mL。本品不宜用于静脉推注。建议本品的静脉滴注速度最快不超过每小时3 mg/kg，稀释后每瓶滴注时间须1～2小时以上。

四、用药指导

（1）本品应在有经验的医生的指导下，严格按照适应证范围应用。

（2）警告视觉障碍，疗程超过28日时伏立康唑对视觉功能的影响尚不清楚。如果连续治疗超过28日，需监测视觉功能，包括视敏度、视力范围以及色觉。

（3）患儿在治疗初以及在治疗中发生肝功能异常时均必须常规监测肝功能，以防发生更严重的肝脏损害。监测应包括肝功能的实验室检查（特别是肝功能试验和胆红素）。如果临床症状体征与肝病发展相一致，应考虑停药。

（4）有潜在心律失常危险的患儿需慎用伏立康唑。在应用伏立康唑治疗前必须严格纠正钾、镁和钙的异常。

（5）健康受试者在静脉滴注过程中发生的与滴注相关的类过敏反应主要为脸红、发热、出汗、心动过速、胸闷、呼吸困难、晕厥、恶心、瘙痒以及皮疹，上述反应并不常见且多为即刻反应，一旦出现上述反应，应考虑停药。

（6）伏立康唑片剂应在餐后或餐前至少1小时服用。肾功能障碍者静脉给药时必须密切监测血肌酐水平。

五、制剂与规格

片剂：① 50 mg；② 200 mg。

注射剂：200 mg。

（王芳兰）

第五章　抗病毒药

第一节　阿昔洛韦

一、商品名或别名

康达威，葆珍康，地昔洛韦，Acycloguanosine，Zovirax。

二、用药指征

（1）单纯疱疹病毒感染：用于免疫缺陷者初发和复发性黏膜皮肤感染的治疗以及反复发作病例的预防；也用于单纯疱疹性脑炎治疗。

（2）带状疱疹：用于免疫缺陷者严重带状疱疹患儿或免疫功能正常者弥散型带状疱疹的治疗。

（3）免疫缺陷者水痘的治疗。

三、用法与用量

根据BNFC推荐，用法用量如下。

（一）口服

1个月～2岁的患儿，一次100 mg，一日5次，一般疗程5日（如果在治疗过程中出现新病变，或者没有完全康复，可延长疗程）；免疫缺陷者剂量可适量增加。2～18岁的患儿，一次200 mg，一日5次，一般疗程5日（如果在治疗过程中出现新病变，或者没有完全康复，可延长疗程）；免疫缺陷者剂量可适量增倍。

（二）静脉滴注

新生儿，一次20 mg/kg，每8小时1次药，疗程14日（如果累及中枢神经系统，疗程21日）；1～3个月的婴儿，一次20 mg/kg，每8小时1次，疗程14日，如果累及中枢神经系统，疗程21日；3个月～12岁的患儿，每次最大剂量不超过10 mg/kg，每8小时1次，疗程5日，如果累及中枢神经系统（最多不超过21日）或者免疫受损者，剂量加倍。12～18岁的患儿，一次5 mg/kg，每8小时1次，疗程5日，如果累及中枢神经系统（最多不超过21日）或者免疫受损，剂量加倍。

四、用药指导

（1）脱水或已有肾功能不全者，本品剂量应减少。

（2）严重肝功能不全者、对本品不能承受者、精神异常或以往对细胞毒性药物出现精神反应者，静脉用本品易产生精神症状，需慎用。

（3）严重免疫功能缺陷者长期或多次应用本品治疗后可能引起单纯疱疹病毒和带状疱疹病毒对本品耐药。如单纯疱疹患儿应用本品后皮损无改善，应测试单纯疱疹病毒对本品的敏感性。

（4）对诊断的干扰：静脉给药可引起肾小管阻塞，使血肌酐和尿素氮增高。如剂量恰当、补水充足则不易引起。

（5）静脉用药可能引起肾毒性，用药前或用药期间应检查肾功能。

（6）一旦出现疱疹症状与体征，应尽早给药。

（7）本品专供静脉滴注，药液至少在1小时内匀速滴入，避免快速滴入或静脉推注，否则可发生肾小管内药物结晶沉积，引起肾功能损害（可达10%）。

（8）静脉滴注后2小时，尿药浓度最高，此时应给患儿充足的水，防止药物沉积于肾小管内。

（9）血液透析使血药浓度降低60%，故每血液透析6小时应重复给药1次。

五、制剂与规格

注射剂：0.25 g。

片剂：0.1 g。

胶囊剂：0.2 g。

（王芳兰）

第二节　更昔洛韦

一、商品名或别名

丽科韦，必瑞特，赛美威，丙氧鸟苷，Cymeran，Cymevene，Cytovene。

二、用药指征

（1）本品适用于免疫缺陷患儿（包括艾滋病患儿）并发巨细胞病毒视网膜炎的诱导期和维持期治疗。

（2）亦可用于接受器官移植的患儿预防巨细胞病毒感染，用于巨细胞病毒血清试验阳性的艾滋病患儿预防发生巨细胞病毒疾病。

三、用法与用量

（一）诱导期

静脉滴注，一次5 mg/kg，每12小时1次，每次静脉滴注1小时以上，疗程14～21日，肾功能减退者剂量应酌减。肌酐清除率为50～69 mL/min时，每12小时静脉滴注2.5 mg/kg；肌酐清除率为25～49 mL/min时，每24小时静脉滴注2.5 mg/kg；肌酐清除率为10～24 mL/min时，每24小时静脉滴注1.25 mg/kg；肌酐清除率小于10 mL/min时，一周给药3次，一次1.25 mg/kg于血液透析后给予。

（二）维持期

静脉滴注，一次5 mg/kg，一日1次，静脉滴注1小时以上。肾功能减退者按肌酐清除率调整剂量：肌断清除率为50～69 mL/min时，每24小时静脉滴注2.5 mg/kg；肌酐清除率为25～49 mL/min时，每24小时静脉滴注1.25 mg/kg；肌酐清除率为10～24 mL/min时，每24小时静脉滴注0.625 mg/kg；肌酐清除率小于10 mL/min时，一周给药3次，一次0.625 mg/kg于血液透析后给予。

（三）预防用药

静脉滴注，一次5 mg/kg，滴注时间至少1小时以上，每12小时1次，连续7～14日；

继以 5 mg/kg，一日 1 次，共 7 日。本品静脉滴注时，配制方法如下：首先根据患儿体重确定使用剂量，用适量注射用水或氯化钠注射液使之溶解，浓度达 50 mg/mL，再注入氯化钠注射液、5% 葡萄糖注射液、复方氯化钠注射液或复方乳酸钠注射液 100 mL 中，滴注液浓度不得大于 10 mg/mL。

四、用药指导

（1）10%～40% 接受治疗的患儿会出现白细胞减少，因此本品应慎用于有白细胞减少病史的患儿。10% 接受本品治疗的患儿出现血小板减少（少于 5 万个 / 升），接受免疫抑制药物治疗的患儿比艾滋病患儿下降得更低。当患儿的血小板计数少于 10 万个 / 升时，发生血小板减少的风险也增大。

（2）对于 12 岁以下患儿，应充分权衡利弊后决定是否用药。

（3）本品并不能治愈巨细胞病毒感染，因此用于艾滋病患儿合并巨细胞病毒感染时往往需长期维持用药，防止复发。

（4）本品须静脉滴注给药，不可肌内注射，一次剂量至少滴注 1 小时以上，患儿需给予充足水分，以免增加毒性。

（5）本品可引起中性粒细胞减少、血小板减少。

（6）肾功能减退者剂量应酌减，血液透析患儿每 24 小时用量不超过 1.25 mg/kg，每次透析后血药浓度约可降低 50%。因此，宜在透析以后给药。用药期间应每 2 周进行血清肌酐或肌酐清除率的测定。

（7）避免药液渗漏到血管外组织。

（8）影响造血系统的药物、骨髓抑制剂及放射治疗等与本品同用时，可增强对骨髓的抑制作用。

五、制剂与规格

注射剂：① 50 mg；② 250 mg。

（王芳兰）

第三节　伐昔洛韦

一、商品名或别名

乏昔洛韦，万乃洛韦，丽珠威，明竹欣，Valtrey。

二、用药指征

本品用于治疗水痘带状疱疹及Ⅰ型、Ⅱ型单纯疱疹病毒感染，包括初发和复发的生殖器疱疹病毒感染。本品可用于阿昔洛韦的所有适应证。

三、用法与用量

口服：一日 10～12 mg/kg，分 2 次使用。

四、用药指导

（1）2 岁以下儿童禁用。

（2）大于 2 岁的儿童，肝肾功能异常、精神异常的患儿或以往对细胞毒性药物有精神异常反应的患儿慎用。

（3）其余参阅“阿昔洛韦”。

五、制剂与规格

片剂：0.15 g。

分散片：0.3 g。

（王芳兰）

第四节　阿糖腺苷

一、商品名或别名

阿糖腺嘌呤，Adenine，Arabinoside，Vra–A。

二、用药指征

本品用以治疗单纯疱疹病毒性脑炎，也用于治疗免疫抑制患儿的带状疱疹和水痘感染，但对巨细胞病毒则无效。

三、用法与用量

临用前，每瓶加 2 mL 灭菌生理盐水溶解后缓慢静脉滴注，或遵医嘱。

（一）单纯疱疹病毒性脑炎

一日 5～10 mg/kg（新生儿一日 10～15 mg/kg，最高剂量一日 20 mg/kg），一日 1 次，时间持续 12 小时以上，一个疗程 10 日。

（二）带状疱疹

一日 10 mg/kg，连用 5 日。

四、用药指导

（1）不可静脉推注或快速滴注。

（2）用药过程中密切注意不良反应的发生并及时处理。

（3）液体伴随本品进入体内，应注意水电解质平衡。

（4）输液不可冷藏以免析出结晶。

五、制剂与规格

注射剂：① 100 mg；② 200 mg。

（王芳兰）

第五节　金刚烷胺

一、商品名或别名

金刚胺，Adamantanamine，Peramantin。

二、用药指征

本品用于防治 A 型流感病毒所引起的呼吸系统感染。

三、用法与用量

口服：1～9 岁的患儿，一次 1.5～3 mg/kg，8 小时 1 次，或一次 2.2～4.4 mg/kg，12 小时 1 次；9～12 岁的患儿，每 12 小时口服 100 mg；大于等于 12 岁的患儿，一次

200 mg，一日 1 次，或 200 mg，分 2 次使用，每 12 小时 1 次。

四、用药指导

（1）下列情况下，应在严密监护下使用：有癫痫史、精神错乱、幻觉、充血性心力衰竭、肾功能不全、外周血管性水肿或直立性低血压的患儿。

（2）可改变患儿的注意力和反应性。

（3）每日最后一次服药时间应在下午 4 时前，以避免失眠。

（4）1 岁以下儿童禁用。

五、制剂与规格

片剂：0.1 g。

（王芳兰）

第六节　奥司他韦

一、商品名或别名

达菲，奥塞米韦，Tamiflu。

二、用药指征

本品用于甲型和乙型流感患儿的治疗，早期治疗可以减轻症状，缩短病程，减少相关并发症，对伴有发热的流感患儿，治疗效果更好。

三、用法与用量

口服：1 岁以上的患儿，体重小于 15 kg，一次 30 mg；15～23 kg，一次 45 mg；23～40 kg，一次 60 mg；体重大于 40 kg，一次 75 mg；用于治疗均一日 2 次，连用 5 日。应在症状出现后 2 日内开始用药。用于与流感患儿密切接触后的预防及流感季节预防的推荐剂量为 75 mg，一日 1 次，至少 7 日。

四、用药指导

（1）对肌酐清除率小于 30 mL/min 的患儿，建议做剂量调整。目前没有研究数据提供肾衰竭者（肌酐清除率小于 10 mL/min）的用药经验，所以对这类人群用药时要慎重。

（2）用于肝功能不全患儿治疗和预防流感时，剂量不需要调整。

（3）磷酸奥司他韦对儿童的安全性和疗效研究的数据尚未完全建立。目前只有有限的儿童药代动力学资料。

五、制剂与规格

胶囊剂：75 mg。

颗粒剂：① 15 mg；② 25 mg。

（王芳兰）

第六章　解热镇痛抗炎抗风湿药

第一节　阿司匹林

一、商品名或别名

乙酰水杨酸，巴米尔，拜阿司匹林。

二、用药指征

本品用于发热、头痛、牙痛、神经痛、肌肉痛、关节痛及痛经等，为风湿热及川崎病的首选药。

三、用法与用量

口服。

（1）解热镇痛：一日 30～60 mg/kg，或一日 1.5 g/m^2，分 4～6 次使用。

（2）抗风湿：一日 80～100 mg/kg，分 3～4 次使用，如 1～2 周未获疗效，可根据血药浓度调整剂量，最高可增至一日 130 mg/kg，疗程约需 3 个月。

（3）川崎病（黏膜皮肤淋巴结综合征）：开始一日 80～100 mg/kg，分 3～4 次使用；退热 2～3 天后改为一日 30 mg/kg，分 3～4 次使用；症状解除后减少剂量至一日 3～5 mg/kg，一日使用 1 次，连服 2 个月或更久，血小板增多，血液高凝状态期间，一日 5～10 mg/kg，一日使用 1 次。

四、用药指导

（1）3 个月以下的婴儿及血友病患儿禁用。

（2）本品不宜长期服用。

（3）用药过量可引起中枢神经系统、血液系统、肝、肾等的不良反应，应避免过量服用。

（4）10 岁左右儿童，患流感或水痘后忌用本品，否则容易诱发瑞氏（Reye）综合征，严重者可致死。

五、制剂与规格

片剂：① 25 mg；② 50 mg；③ 100 mg；④ 200 mg；⑤ 300 mg；⑥ 500 mg。

肠溶片：① 40 mg；② 150 mg；③ 300 mg；④ 500 mg。

泡腾片：① 300 mg；② 500 mg。

（王芳兰）

第二节　赖氨酸阿司匹林

一、商品名或别名

阿沙吉尔，来比林，阿司匹林赖氨酸盐。

二、用药指征

本品用于发热及轻、中度的疼痛。

三、用法与用量

肌内注射或静脉注射：一日 10～25 mg/kg，分 2 次给药，以 4 mL 注射用水或 0.9% 氯化钠注射液溶解后注射。

四、用药指导

（1）服用阿司匹林或其他非甾体抗炎药后诱发哮喘、荨麻疹或过敏反应的患儿禁用。

（2）3 个月以下婴儿禁用。

（3）严重肝功能损害、低凝血酶原血症、维生素 K 缺乏、血小板减少者均需避免应用本品，手术前 1 周也应停用。

（4）短期应用不良反应较少，偶有轻微胃肠道反应（如胃部不适、恶心、呕吐），用量较大时严重者可引起消化道出血。长期应用消化性溃疡发病率较高。

（5）本品剂量过大（一日相当于阿司匹林 5 g 以上）可致水杨酸反应，应立即停药，给予含碳酸氢钠的葡萄糖注射液静脉滴注，以加速水杨酸盐从尿中排泄。

（6）瑞氏综合征：12 岁以下儿童应用本品可发生瑞氏综合征，表现为开始有短期发热等类似急性感染症状，惊厥、频繁呕吐、颅内压增高与昏迷等。此种情况虽少见，但有生命危险。

五、制剂与规格

注射剂：① 0.9 g（相当阿司匹林 0.5 g）；② 0.5 g（相当阿司匹林 0.28 g）；③ 0.25 g（相当阿司匹林 0.14 g）。

（王芳兰）

第三节　精氨酸阿司匹林

一、商品名或别名

阿司匹林精氨酸盐，爱茜灵，Alxiling，L-arginine Ace-tylsalicylis。

二、用药指征

本品主要用于发热、头痛、神经痛、牙痛、肌肉痛、活动性风湿病、类风湿性关节炎、创伤及手术后疼痛。

三、用法与用量

（一）肌内注射

一日 10～25 mg/kg，分 2 次给药，每瓶用 4 mL 注射用水或 0.9% 氯化钠注射液溶解后注射。

（二）静脉注射

一日 20～40 mg/kg，分 2 次给药，以 250 mL 等渗葡萄糖注射液或氯化钠注射液溶解后立即静脉滴注。

四、用药指导

（1）体温超过 40 ℃者，需注意给药剂量，以免引起虚脱。

（2）其余参阅“赖氨酸阿司匹林”。

五、制剂与规格

注射剂：① 0.25 g；② 0.5 g；③ 0.9 g。

（王芳兰）

第四节 对乙酰氨基酚

一、商品名或别名

扑热息痛，乙酰氨基酚，泰诺林，儿童百服咛。

二、用药指征

本品用于解热、镇痛，如小儿感冒、发热、关节痛、头痛及阿司匹林过敏。

三、用法与用量

（一）口服

一次 10～15 mg/kg，必要时每 4～6 小时 1 次。最多每 24 小时不超过 5 次，疗程不超过 5 日。

（二）直肠给药

3～12 岁儿童，一次 0.15～0.3 g，一日 1 次。

四、用药指导

（1）本品用于解热和镇痛是对症治疗，必要时辅以对因治疗。

（2）本品出现过敏性皮炎，应立即停药。

（3）肝病者尽量避免长期使用，肾功能不全者长期大量使用本品有增加肾毒性的危险，故建议减量使用。

（4）国内药典建议，3 岁以下儿童因肝肾功能不全，应慎用对乙酰氨基酚。

五、制剂与规格

片剂：① 0.1 g；② 0.3 g；③ 0.5 g。

混悬液：15 mL：1.5 g。

颗粒剂：① 1 g：0.1 g；② 2 g：0.3 g。

干混悬剂：① 0.3 g；② 3.75 g；③ 1.25 g；④ 0.5 g。

栓剂：0.15 g。

（王芳兰）

第五节 萘普生

一、商品名或别名

DL- 萘普生，帕诺丁，萘普生钠，Naproxenum。

二、用药指征

（1）本品用于治疗风湿性关节炎和类风湿关节炎、骨性关节炎、强直性脊柱炎、幼年型关节炎（Juvenilearthritis）、肌腱炎、腱滑膜炎、滑囊炎及急性痛风性关节炎。对关节炎的疼痛、肿胀及活动受限均有缓解作用。

（2）用于缓解各种轻、中度疼痛，如手术后疼痛、牙痛、神经痛、原发性痛经及头痛等。

（3）也用于关节及肌肉扭伤、挫伤和纤维组织炎的消炎及镇痛。

三、用法与用量

（1）口服：一日 10 mg/kg，分 2 次使用。

（2）静脉注射、静脉滴注：一次 5 mg/kg，一日使用 1～2 次。

四、用药指导

（1）肾功能不全患儿用药期间应监测血清肌酐和 / 或肌酐清除率；某些患儿特别是肾血流受损者（如细胞外脱水、钠盐限制、充血性心力衰竭、肝功能不全及先天性肾病），治疗前及治疗期间应监测肾功能。在进行肾功能测试前，应暂停使用本品 40 小时。

（2）用药期间，如患儿出现胃肠出血、肝肾功能异常、过敏反应、水潴留、血液异常、视物模糊、听力下降以及精神异常等情况，应立即停药，并做相应处理。胃肠道疾病患儿应在严密医疗监护下服用本品。其他不良反应持续存在时也应注意。

（3）本品缓释制剂应整片（粒）吞服，不得咀嚼。

（4）2 岁以下儿童禁用。

（5）由于本品血浆蛋白结合率较高，对同时服用乙内酰脲类（Hydantoins）药物的患儿须密切监测，必要时调整用药剂量。

（6）使用本品栓剂以镇痛不得超过 5 日。

（7）用药过量中毒时应予以紧急处理，包括催吐或洗胃、口服活性炭及抗酸药、给予对症及支持治疗及合理使用利尿药。

五、制剂与规格

片剂：① 0.1 g；② 0.125 g；③ 0.25 g。

分散片剂：0.25 g。

胶囊剂：0.25 g。

注射剂：① 2 mL：0.1 g；② 2 mL：0.2 g。

（王芳兰）

第七章　镇痛药

第一节　吗啡

一、商品名或别名

美菲康，锐力通，史尼康。

二、用药指征

（1）本品用于使用其他镇痛药无效的急性剧痛，如严重创伤、烧伤、晚期癌症等引起的疼痛。

（2）用于心肌梗死而血压尚正常者的镇静，并减轻心脏负担。

（3）用于心源性哮喘，暂时缓解肺水肿症状。

（4）用于麻醉和手术前给药，使患儿安静并进入嗜睡状态。

（5）偶用于恐惧性失眠、镇咳、止泻。

三、用法与用量

根据 WHO《儿童示范处方集》推荐：

（一）皮下或肌内注射

新生儿，100 μg/kg，每 6 小时 1 次；1～6 个月的患儿，100～200 μg/kg，每 6 小时 1 次；6 个月～2 岁的患儿，100～200 μg/kg，每 4 小时 1 次；2～12 岁的患儿，200 μg/kg，每 4 小时 1 次；12～18 岁的患儿，2.5～10 mg，每 4 小时 1 次。以上各年龄段用药需根据反应进行剂量调整。

（二）静脉注射

注射时间 5 分钟以上。新生儿，50 μg/kg，每 6 小时 1 次；1～6 个月的患儿，100 μg/kg，每 6 小时 1 次；6 个月～12 岁的患儿，100 μg/kg，每 4 小时 1 次；12～18 岁的患儿，2.5 mg，每 4 小时 1 次。以上各年龄段用药需根据反应进行剂量调整。

（三）静脉注射和输注

新生儿，2～100 μg/kg 静脉注射后，根据反应静脉持续输注每小时 5～40 μg/kg；1～6 个月的患儿，100～200 μg/kg 静脉注射后，根据反应静脉持续输注，每小时 10～30 μg/kg；6 个月～12 岁的患儿，100～200 μg/kg 静脉注射后，根据反应静脉持续输注，每小时 20～30 μg/kg；12～18 岁的患儿，2.5～10 mg 静脉注射后，根据反应静脉持续输注，每小时 20～30 μg/kg。

（四）口服

1～12 个月的患儿，一次 80 ～200 μg/kg，每 4 小时 1 次；1～2 岁的患儿，200～400 μg/kg，每 4 小时 1 次；2～12 岁的患儿，200～500 μg/kg（最大剂量 20 mg），每 4 小时 1 次；12～18 岁的患儿，一次 5～20 mg，每 4 小时 1 次。

（五）皮下持续输注

1～3 个月的患儿，每小时 10 μg/kg；3 个月～18 岁的患儿，每小时 20 μg/kg。

四、用药指导

（1）本品为国家特殊管理的麻醉药品，必须严格按相关规定管理。

（2）在疼痛原因未明确前，尽可能不用本品，以防掩盖症状，贻误诊断。

（3）本品注射剂不得与碱性液（氨茶碱、巴比妥类钠盐等）、溴或碘化物、碳酸氢盐、氧化剂（如高锰酸钾）、植物收敛剂、氢氯噻嗪、肝素钠、苯妥英钠、呋喃妥因、新生霉素、甲氧西林、氯丙嗪、异丙嗪、哌替啶、酮洛酸、磺胺嘧啶、磺胺甲噁唑，以及铁、铝、镁、银、锌化合物等配伍，否则可致混浊和沉淀。

（4）停用单胺氧化酶抑制药（如呋喃唑酮、丙卡巴肼等）14～21 日后才可应用本品。

（5）本品连用 3～5 日即产生耐受性，1 周以上可成瘾，故不宜长期使用，但在慢性癌症疼痛的第三阶梯用药时除外。对晚期中至重度癌痛患儿，如治疗适当，少见依赖及成瘾。

（6）因本品对平滑肌的兴奋作用较强，故用于内脏绞痛（如胆、肾绞痛）时，应与有效的解痉药（阿托品等）合用，单独使用反而使绞痛加剧。

（7）本品缓释片和控释片主要用于晚期癌症患儿的镇痛，服用时必须整片吞服，不可截开或嚼碎。

（8）应用大量本品进行静脉全身麻醉时，常与神经安定药（Neuroleptics）合用，麻醉诱导过程中可发生低血压，手术开始遇到刺激时血压又会骤升，应及早对症处理。

（9）如出现恶心、呕吐，可休息或使用神经安定药缓解。

（10）本品急性中毒的主要症状为昏迷、呼吸深度抑制、瞳孔极度缩小（呈针尖样大）或两侧对称、血压下降、发绀、尿少、体温下降、皮肤湿冷、肌无力。由于严重缺氧，最终可导致休克、循环衰竭、瞳孔散大、死亡。昏迷、针尖样瞳孔和呼吸缓慢为鉴别中毒的重要依据。对本品毒性反应的敏感性，个体差异较大。

（11）中毒解救：①口服 4～6 小时内，应立即洗胃以排出胃内药物。②人工呼吸、给氧。③给予升压药提高血压，用 β 受体阻断药减慢心率，补充液体维持循环功能。④静脉注射纳洛酮 0.4 mg（或 0.005～0.01 mg/kg）；或肌内注射纳洛酮 0.4～0.8 mg，必要时 2～3 分钟重复 1 次；或将纳洛酮 2 mg 溶于生理盐水或 5% 葡萄糖注射液 500 mL 内静脉滴注。也可用烯丙吗啡拮抗。

五、制剂与规格

片剂：① 5 mg；② 10 mg。

缓释片剂：① 10 mg；② 30 mg；③ 60 mg。

控释片剂：① 10 mg；② 30 mg；③ 60 mg。

注射剂：① 0.5 mL：5 mg；② 1 mL：10 mg。

（王芳兰）

第二节　芬太尼

一、商品名或别名

多瑞吉，枸橼酸芬太尼，Durogesic。

二、用药指征

（1）本品用于麻醉前给药及全身麻醉诱导。

（2）作为辅助用药，与麻醉药合用于各种手术。

（3）用于手术前、中、后的多种剧烈疼痛，也用于防止或减轻手术后出现的谵妄。

（4）与氟哌啶醇配伍制成“安定镇痛剂”，用于大面积换药及小手术。

三、用法与用量

（1）镇痛：肌内注射或静脉注射，2～12 岁为 0.001～0.002 mg/kg，一日 2～4 次。

（2）麻醉前给药：肌内注射，一次 0.002～0.003 mg/kg。

（3）诱导麻醉：静脉注射，一次 0.002～0.003 mg/kg，间隔 2～3 分钟重复注射，直至达到要求。

四、用药指导

（1）本品为国家特殊管理的麻醉药品，务必严格遵守国家对麻醉药品的管理条例来进行管理。

（2）本品有一定的刺激性，不得误入气管、支气管，也不得涂敷于皮肤和黏膜表面。

（3）氟哌利多 2.5 mg 和本品 0. 05 mg 的混合液肌内注射，可使患儿保持安静，对外界环境漠不关心，但仍能合作，故常在麻醉前给药时小量肌内注射。

（4）在单胺氧化酶抑制药（如呋喃唑酮、丙卡巴肼）停用 14 日以上才能给予本品，而且应先小剂量（常用量的 1/4）试用。

（5）戒断症状处理原则是逐渐减量至停药，或改用二苯甲烷类药（如美沙酮）过渡。

（6）硬膜外给药用于镇静时，可引起全身瘙痒，作用持续 3～7 小时后，仍有呼吸频率减慢和潮气量减小的可能，应及时处理。

（7）2 岁以下儿童禁用。

五、制剂与规格

注射剂：① 0.1 mg；② 0.5 mg。

（王芳兰）

第三节　舒芬太尼

一、商品名或别名

枸橼酸舒芬太尼，噻哌苯胺，Sufenta，Citrate。

二、用药指征

（1）本品作为复合麻醉的镇痛用药。

（2）作为全身麻醉大手术的麻醉诱导和维持用药。

三、用法与用量

以本品为主的全身麻醉：静脉注射或静脉滴注，总剂量 10～12 μg/kg，当临床表现显示镇痛效应减弱时可按 1～2 μg/kg 追加。

四、用药指导

（1）本品为国家特殊管理的麻醉药品，务必严格遵守国家对麻醉药品的管理条例来进行管理。

（2）禁止与单胺氧化酶抑制药合用，停用单胺氧化酶抑制药 14 日后，才能使用本品。

（3）缓慢静脉注射本品，或同时使用苯二氮䓬类药物及肌肉松弛药，可预防肌强直的发生。本品与非迷走神经抑制的肌肉松弛药合用时，可能出现心动过缓甚至心脏停搏，心动过缓可用阿托品治疗。

（4）深度麻醉时的呼吸抑制可持续至术后，或在术后复发，应对这类患儿进行监测。

（5）在诱导麻醉期间可加用氟哌利多以防止恶心和呕吐的发生。

（6）用药过量主要表现为呼吸抑制，个别敏感者可出现呼吸过缓甚至呼吸暂停。用药过量的处理：①出现换气不足和呼吸暂停时，应供氧、辅助呼吸或控制呼吸。纳洛酮是特异性拮抗药，可用于逆转呼吸抑制，需要时可重复使用。②如发生肌肉僵直，可给予肌肉松弛药或控制呼吸。③应监护患儿，以保持体温恒定，维持体液平衡。④可适当扩容，以治疗严重或长期的低血容量导致的低血压。

五、制剂与规格

注射剂：① 1 mL：50 μg；② 2 mL：100 μg；③ 5 mL：250 μg。

（王芳兰）

第四节　瑞芬太尼

一、商品名或别名

瑞捷。

二、用药指征

本品用于全身麻醉诱导及全身麻醉过程中的镇痛、镇静。

三、用法与用量

（1）静脉注射：2 岁以上儿童的负荷剂量为 0.5～1 μg/kg，给药时间应大于 60 秒。维持剂量为 0.25～1 μg/（kg·min），必要时可用到 2 μg/（kg·min），或间断静脉推注 0.25～1 μg/kg。

（2）给药前须用以下注射液之一溶解并定量稀释成 25 μg/mL、50 μg/mL 或 250 μg/mL 浓度的溶液：灭菌注射用水、5% 葡萄糖注射液、0.9% 氯化钠注射液、5% 葡萄糖氯化钠注射液、0.45% 氯化钠注射液。

四、用药指导

（1）本品不能单独用于全身麻醉诱导，即使大剂量使用也不能保证使患者意识消失。

（2）本品处方中含有甘氨酸，因而不能于硬膜外和鞘内给药。

（3）重症肌无力、支气管哮喘患儿禁用。

（4）禁与血、血清、血浆等血制品经同一路径给药。

（5）本品为国家特殊管理的麻醉药品，务必严格遵守国家对麻醉药品的管理条例来进行管理。

（6）不推荐用于 2 岁以下儿童。

五、制剂与规格

注射剂：① 1 mg；② 2 mg；③ 5 mg。

（王芳兰）

第五节　丁丙诺啡

一、商品名或别名

布诺啡，沙菲，叔丁啡，盐酸叔丁啡。

二、用药指征

（1）本品用于多种癌性疼痛、手术后疼痛、烧伤痛、脉管炎引起的肢体痛、心绞痛及其他内脏痛。

（2）本品用于多种阿片类药物依赖的脱毒治疗及维持治疗。

三、用法与用量

肌内注射或静脉注射：2～12 岁的患儿，一次 2～6 μg/kg，每 4～6 小时 1 次。

四、用药指导

（1）本品为国家特殊管理的第一类精神药品，有一定依赖性，必须严格遵守国家对精神药品的管理条例，按规定开写精神药品处方和供应、管理本类药品，防止滥用。

（2）如出现肝细胞坏死或黄疸，应停药。

（3）用药过量的表现：眩晕、嗜睡、不安、意识模糊、惊厥、瞳孔缩小、心动过缓、低血压、呼吸抑制。

（4）过量的处理：①可开放气道和使用辅助呼吸设备，确保足够的气体交换。②如出现呼吸抑制，用纳洛酮常不易拮抗，多沙普仑可能有效，同时注意吸氧、给予其他支持治疗，并对患儿进行持续监测。③如出现低血压，可使用血管加压药、静脉输液。④采取其他必要的支持治疗措施。

五、制剂与规格

注射剂：① 1 mL：0.15 mg；② 1 mL：0.3 mg；③ 2 mL：0.6 mg。

（王芳兰）

第六节　喷他佐辛

一、商品名或别名

乳酸喷他佐辛，戊唑星，镇痛新。

二、用药指征

（1）镇痛效力较强，皮下注射 30 mg 约相当于吗啡 10 mg 的镇痛效应，因其成瘾性小，适用于各种慢性剧痛。

（2）亦可用作麻醉辅助剂。

三、用法与用量

（1）口服：6～12 岁的患儿，一次 25 mg，一日 4～6 次。

（2）肌内注射：最大单剂量不超过 1 mg/kg。

（2）静脉注射：最大单剂量不超过 0.5 mg/kg。

四、用药指导

（1）国外认为本品不易成瘾，故列为非成瘾性镇痛药，不作为麻醉药品管理。但据报道，有 2 例连续用药 1 年以上者出现成瘾现象，故仍应注意，切不可滥用。

（2）大剂量可引起呼吸抑制、血压上升及心率加速。颅内压增高、肝肾功能损害者及呼吸抑制患儿应慎用。

（3）对吗啡有耐受性的患儿，使用本品能减弱吗啡的镇痛作用，并可促使成瘾者产生戒断症状。

（4）该药物加强括约肌对胆汁流出的阻力，因此不推荐在胆管内窥镜检查之前或对有胆管疾病的患儿使用。

（5）该药一部分在肝内代谢，另一部分以原药从肾脏排出。因此，肝肾功能差者应慎用。

（6）该药不可用于缓解心肌梗死的疼痛，因为其有升高肺动脉压和中心静脉压的倾向，从而加重心脏的负荷。

（7）长期反复注射该药，可使皮下组织或肌肉内产生无菌性脓肿、溃疡和瘢痕形成。

（8）镇痛强度为哌替啶的 3 倍。

五、制剂与规格

片剂：① 25 mg；② 50 mg。

注射剂：① 1 mL：15 mg；② 1 mL：30 mg。

（王芳兰）

第七节　布桂嗪

一、商品名或别名

布桂利嗪，强痛定，盐酸布桂利嗪，盐酸布桂嗪，盐酸强痛定。

二、用药指征

本品适用于神经（尤其是三叉神经）痛、偏头痛、炎症性疼痛、痛经、关节痛、手术后疼痛、创伤性疼痛、牙痛以及癌性疼痛（属第二阶梯镇痛药）等。

三、用法与用量

口服：一次 1 mg/kg，疼痛剧烈时剂量可酌增。

四、用药指导

（1）本品为国家特殊管理的麻醉药品，必须严格遵守国家对麻醉药品的管理条例，按规定开写麻醉药品处方和供应、管理本类药品，防止滥用。

（2）偶见恶心、眩晕、困倦、黄视、全身发麻等，停药后可消失。

（3）连续使用本品，可产生耐受和成瘾。

五、制剂与规格

片剂：① 30 mg；② 60 mg。

（王芳兰）

第八章　镇静、催眠、抗惊厥药

第一节　水合氯醛

一、商品名或别名

水化氯醛，含水氯醛，Chloraldurat。

二、用药指征

（1）治疗失眠，适用于入睡困难的患儿。作为催眠药，短期应用有效，连续服用超过2周则无效。

（2）麻醉前、手术前和睡眠脑电图检查前用药，可镇静和解除焦虑，使相应的处理过程比较安全和平稳。

（3）抗惊厥，用于癫痫持续状态的治疗，也可用于小儿高热、破伤风及子痫引起的惊厥。

三、用法与用量

（1）口服：①催眠，一次50 mg/kg，睡前服用，一次最大限量为1 g；也可一次16.7 mg/kg，一日3次。②镇静，一次8 mg/kg，最大限量为500 mg，一日3次，饭后服用。

（2）灌肠：用量同口服。

四、用药指导

（1）本品刺激性强，应用时必须稀释。剂量过大可进一步抑制血管运动中枢，引起急性中毒（口服4～5 g，致死量10 g左右）。久服可产生耐受性和依赖性。

（2）因对其敏感性个体差异较大，剂量上应注意个体化。胃炎及溃疡患儿不宜口服，直肠炎和结肠炎的患儿不宜灌肠给药。

（3）药物过量可产生持续的精神错乱、吞咽困难、严重嗜睡、体温低、顽固性恶心、呕吐、胃痛、癫痫发作、呼吸短促或困难、心率过慢、心律失常、严重乏力，并可能有肝肾功能损害。4～5 g可引起急性中毒。致死量为10 g左右。中毒抢救：维持呼吸和循环功能，必要时行人工呼吸，切开气管。因水合氯醛过量中毒的患儿，用氟马西尼可改善清醒程度、扩瞳、恢复呼吸频率和血压。

（4）与中枢神经抑制剂（如镇静、催眠、抗精神病、抗组胺等药物）合用，能相互增强对中枢的抑制作用。

（5）服用水合氯醛后静脉注射呋塞米注射液，可导致出汗、烘热、血压升高。

（6）与乙醇或含乙醇的制剂合用，可相互抑制其代谢，延长对中枢的抑制作用，还可引起血管扩张和血压下降。

五、制剂与规格

口服溶液剂：10%。

（王芳兰）

第二节　苯巴比妥

一、商品名或别名

苯巴比妥钠，鲁米那，鲁米那钠。

二、用药指征

（1）本品用于焦虑不安、烦躁、甲状腺功能亢进、高血压、功能性恶心、小儿幽门痉挛等症。

（2）偶用于顽固性失眠，但醒后往往有疲倦、思睡等后遗效应。

（3）用于中枢兴奋药中毒或高热、破伤风、脑炎、脑出血等疾病引起的惊厥。

（4）用于癫痫大发作、局限性发作及癫痫持续状态，作用快。

（5）可用于麻醉前给药。

（6）用于治疗高胆红素血症。

三、用法与用量

（1）镇静、抗癫痫：口服，一次 1～2 mg/kg，一日 2～3 次；肌内或缓慢静脉注射，一次 1～2 mg/kg。

（2）催眠：口服，一次 2～4 mg/kg，睡前服 1 次；出生 2 个月以内的患儿不宜应用。

（3）新生儿高胆红素血症：口服，一日 5～8 mg/kg，分次服。

（4）抗惊厥：肌内注射或静脉注射，一次 3～5 mg/kg，必要时第 4～6 小时后重复 1 次；惊厥持续状态，负荷剂量，一次 15～20 mg/ kg，维持量，一日 3～5 mg/kg。

（5）麻醉前给药：术前 0.5～1 小时肌内注射，一次 2 mg/kg。

四、用药指导

（1）长期用药治疗癫痫应逐渐减量，以免导致癫痫发作，甚至出现癫痫持续状态。

（2）静脉注射速度不应超过每分钟 60 mg，过快可引起呼吸抑制。

（3）用药后可出现头晕、困倦等后遗效应，久用可产生耐受性及成瘾性。多次连用应警惕蓄积中毒。

（4）少数患儿可出现皮疹、药物热、剥脱性皮炎等过敏反应。

（5）一般应用 5～10 倍催眠量时，可引起中度中毒，10～15 倍则引起重度中毒，血药浓度高于 8～10 mg/100 mL 时就有生命危险。急性中毒症状为昏睡，进而呼吸浅表，通气量大减，最后因呼吸衰竭而死亡。

（6）本品或其他巴比妥类药物中毒的急救：口服本品未超过 3 小时者，可用大量温等渗盐水或 1：2000 的高锰酸钾溶液洗胃。

五、制剂与规格

片剂：① 15 mg；② 30 mg。

注射剂：①粉针 0.1 g；②注射液 2 mL：0.2 g。

（王芳兰）

第三节　艾司唑仑

一、商品名或别名

三唑氯安定，舒乐安定。

二、用药指征

本品适用于焦虑、失眠、紧张、恐惧，以及癫痫大、小发作，亦可用于术前镇静。

三、用法与用量

口服。

（1）镇静：一次 0.02～0.04 mg/kg，一日 3 次。

（2）催眠：一次 0.04～0.08 mg/kg，睡前服用。

（3）抗癫痫：一次 0.04～0.08 mg/kg，一日 3 次。

（4）麻醉前给药：一次 0.04～0.08 mg/kg，术前 1 小时服用。

四、用药指导

（1）长期使用可产生耐药性和依赖性，应避免长期大量使用而成瘾。

（2）长期使用本品停药前应逐渐减量。

五、制剂与规格

片剂：① 1 mg；② 2 mg。

（王芳兰）

第四节　咪达唑仑

一、商品名或别名

力月西，多美康，咪唑安定，速眠安。

二、用药指征

本品用于治疗各种失眠症、睡眠节律障碍。注射剂用于内镜检查及手术前给药。

（1）用于术前给药、镇静及全身麻醉诱导。

（2）用于失眠症的短期治疗，尤其适用于入睡困难的患儿。

三、用法与用量

（1）口服：催眠，一次 0.3 mg/kg，睡前服；术前用药，一次 0.3 mg/kg，于术前 30～60 分钟服。

（2）肌内注射：术前用药，在麻醉诱导前 20～60 分钟使用，一次 0.15～0.2 mg/kg；诱导麻醉，本品 0.15～0.2 mg/kg 和氯胺酮 8 mg/kg 合用。

（3）静脉注射：诱导麻醉，0.2 mg/kg。

四、用药指导

（1）本品剂量必须个体化。

（2）静脉注射速度必须缓慢。

（3）骤然停药可引起反跳性失眠，建议失眠改善后逐渐减少用量。

（4）长期服用可产生依赖性。

（5）注射用药后应至少观察 3 小时。

五、制剂与规格

片剂：① 7.5 mg；② 15 mg。

注射剂：① 1 mL：5 mg；② 2 mL：2 mg；③ 2 mL：10 mg；④ 5 mL：5 mg。

（王芳兰）

第五节　硫酸镁

一、商品名或别名

苦盐，镁磺善泻利盐酰基辅氨酸，泻利盐，Epsonite。

二、用药指征

（1）本品用于低镁血症的预防及治疗，尤其是急性低镁血症伴肌肉痉挛、手足搐搦等症状。也用于全静脉内营养，预防镁缺乏。

（2）作为容积性泻药，口服用于治疗便秘、肠内异常发酵、食物或药物中毒（与活性炭合用），也用于驱虫前肠道准备。

（3）作为利胆解痉药，用于十二指肠引流，可治疗阻塞性黄疸及慢性胆囊炎，也可用于治疗胆绞痛。

（4）用于室性心动过速，包括尖端转型室性心动过速及室颤的预防，对洋地黄、奎尼丁中毒引起的室性心动过速也有效。

（5）还可用于尿毒症、破伤风、高血压脑病、急性肾性高血压危象。

（6）外用热敷可消炎去肿。

三、用法与用量

（一）口服

本品用于导泻，一次 0.15～0.25 g/kg，用水 100～400 mL 溶解后顿服。用于利胆，服用 33% 溶液剂，一次 5～10 mL，一日 3 次。

（二）肌内注射

本品用于抗惊厥，一次 0.02～0.04 g/kg，25% 溶液可用于深层肌内注射。

（三）静脉滴注

全静脉内营养，一日 0.03 g/kg。

四、用药指导

（1）与本品属配伍禁忌的药物有硫酸多黏菌素 B、硫酸链霉素、葡萄糖酸钙、盐酸多巴酚丁胺、盐酸普鲁卡因、四环素、青霉素。

（2）用药前应了解患儿心肺情况，心肺毒性（尤其是呼吸抑制）是注射硫酸镁最危险的不良反应，可很快达到致死的呼吸麻痹，注射药物前呼吸频率每分钟至少保持 16 次。

（3）体重较轻者，不宜在短时间内大量使用本品，以免中毒。

（4）本品不作为治疗儿童惊厥的首选药物。

（5）中枢抑制药中毒需导泻时，应避免使用硫酸镁而改用硫酸钠。

（6）低镁血症合并钙缺乏时，先补充镁，然后补充钙。

（7）致泻作用多于服药后 2～8 小时内出现，宜早晨空腹服用，并大量饮水以加速导泻及防止脱水。

（8）若用药过程中突然出现胸闷、胸痛、呼吸急促，应及时听诊，必要时胸部X线摄片，以便及早发现肺水肿。

（9）用药过量常见高镁血症，可见于静脉内应用，以及作为导泻利胆及制酸药口服应用。肾功能不全，用药剂量大，均易发生血镁积聚。若发生高镁血症，可应用葡萄糖酸钙注射液，透析疗法可迅速清除体内镁离子。纠正机体低容量状态，增加尿量以促进镁的排泄。急性镁中毒时应立即停药，进行人工呼吸，并缓慢注射钙剂解救。

（10）肠道出血、急腹症患儿禁用本品导泻。

五、制剂与规格

注射剂：① 10 mL：1 g；② 10 mL：2.5 g；③ 20 mL：2 g。

硫酸镁结晶粉剂：500 g。

溶液剂：33%。

（王芳兰）

第九章 祛痰药

第一节 溴已新

一、商品名或别名

溴已铵，溴苄环已铵，必嗽平，Bisolvon，Bromhexinum。

二、用药指征

本品主要用于急慢性支气管炎、肺气肿、哮喘、支气管扩张、硅肺等痰液黏稠而不易咳出的症状。

三、用法与用量

（一）口服

小于 5 岁的患儿，一次 4 mg，一日 2 次；5～11 岁的患儿，一次 4 mg，一日 3 次；大于等于 12 岁的患儿，一次 8～12 mg，一日 3 次。

（二）肌内注射

一次 2～4 mg，一日 1～2 次。

四、用药指导

（1）脓性痰患儿需加用抗生素控制感染。

（2）本品宜在饭后服用。

（3）胃炎或胃溃疡患儿慎用。

（4）本品能增加四环素类抗生素在支气管中的分布浓度，合用可增强抗菌疗效。

五、制剂与规格

片剂：① 4 mg；② 8 mg。

注射剂：4 mg。

（王芳兰）

第二节 氨溴索

一、商品名或别名

盐酸氨溴索，溴环已胺醇，沐舒坦，Musco，Lanbroxol，Transbrocho。

二、用药指征

本品适用于急 / 慢性呼吸系统疾病（如急 / 慢性支气管炎、支气管哮喘、支气管扩张、肺结核、肺气肿、肺尘埃沉着症等）引起的痰液黏稠、咳痰困难。本品注射剂亦可用于术后肺部并发症的预防性治疗及婴儿呼吸窘迫综合征（IRDS）的治疗。

三、用法与用量

（一）口服

1. 口服溶液

12 岁以上的患儿，一次 30 mg，一日 3 次；5～12 岁的患儿，一次 15 mg，一日 3 次；2～5 岁的患儿，一次 7.5 mg，一日 3 次，餐后口服，长期服用者可减为一日 2 次；2 岁以下的患儿，一次 7.5 mg，一日 2 次。

2. 缓释胶囊

按一日 1.2～1.6 mg/kg 计算。

（二）静脉注射

1. 术后肺部并发症的预防性治疗

12 岁以上的患儿，一次 15 mg，一日 2～3 次，严重病例可以增至一次 30 mg；6～12 岁的患儿，一次 15 mg，一日 2～3 次；2～6 岁的患儿，一次 7.5 mg，一日 3 次；2 岁以下的患儿，一次 7.5 mg，一日 2 次。以上注射均应缓慢。

2. 婴儿呼吸窘迫综合征（IRDS）

一日 30 mg/kg，分 4 次给药，应使用注射泵给药，静脉注射时间至少 5 分钟。

（三）静脉滴注

12 岁以上的患儿，一次 30 mg，一日 2 次。

四、用药指导

（1）本品注射液不宜与碱性溶液混合，在 pH 值大于 6.3 的溶液中，可能会导致产生氨溴索游离碱沉淀。

（2）避免同服阿托品类药物。

（3）应避免与中枢性镇咳药（如右美沙芬等）同时服用，以免稀化的痰液堵塞气道。

（4）本品与抗生素（如阿莫西林、阿莫西林 / 克拉维酸、氨苄西林、头孢呋辛、红霉素、多西环素等）合用可升高后者在肺组织的分布浓度，有协同作用。

（5）本品与 β_2 受体激动剂、茶碱等支气管扩张药合用时有协同作用。

（6）若出现过敏症状，应立即停药。

五、制剂与规格

片剂：① 15 mg；② 30 mg。

胶囊剂：① 30 mg；② 75 mg。

缓释胶囊剂：① 25 mg；② 75 mg。

口服溶液剂：① 5 mL：15 mg；② 5 mL：30 mg；③ 60 mL：180 mg；④ 100 mL：300 mg。

注射剂：2 mL：15 mg。

盐酸氨溴索葡萄糖注射剂：50 mL：30 mg。

（王芳兰）

第三节　愈创甘油醚

一、商品名或别名

愈甘醚，愈创木酚甘油醚，Guaiacyl Glyceryl Ether。

二、用药指征

本品用于多种原因（如慢性气管炎）引起的多痰咳嗽，多与其他镇咳平喘药合用或配成复方应用。

三、用法与用量

口服糖浆：

（1）12 岁以上儿童，一次 5～10 mL，一日 3 次。

（2）12 岁以下儿童用量见表 9-1。

表 9-1　愈创甘油醚用法用量表

年龄 / 岁	标准体重 /kg	一次用量 /mL	次数
1～3	10～15	2～3	一日 3 次
4～6	16～21	3.5～4.5	一日 3 次
7～9	22～27	5～6	一日 3 次
10～12	28～32	6.5～7.5	一日 3 次

四、用药指导

（1）本品应饭后服用。

（2）与右美沙芬合用时，不能用于服用单胺氧化酶抑制药的患儿。

（3）消化道溃疡患儿应慎用本品。

（4）禁忌证：①对本品过敏者。②肺出血患儿。③胃出血患儿。④急性胃肠炎患儿。⑤肾炎及肾功能减退患儿。

五、制剂与规格

糖浆剂：1 mL：20 mg。

（王芳兰）

第四节　乙酰半胱氨酸

一、商品名或别名

痰易净，易咳净，Mucomyst，Airbron，Mucofilin。

二、用药指征

（1）本品用于大量黏痰阻塞而引起的呼吸困难，如急性和慢性支气管炎、支气管扩张、肺结核、肺炎、肺气肿，以及手术等引起的痰液黏稠、咳痰困难。

（2）还可用于对乙酰氨基酚中毒的解救。

（3）也可用于环磷酰胺引起的出血性膀胱炎的治疗。

三、用法与用量

（一）雾化吸入

一次 3 mL，一日 1～2 次，持续 5～10 日，婴儿雾化后及时吸痰。

（二）气管滴入

本品用于黏痰阻塞的急救情况下，以 5% 溶液（将喷雾剂用 0.9% 氯化钠溶液配成）经气管插管或直接滴入气管内，一次 1～2 mL，一日 2～6 次。

（三）气管注入

本品用于祛痰的急救情况下，以 5% 溶液用注射器自气管的甲状软骨环骨膜处注入气管腔内，1 岁以下，一次 0.5 mL；1 岁以上，一次 1 mL。

（四）口服

2～5 岁的患儿，一次 0.1 g，一日 2～3 次；6～14 岁的患儿，一次 0.1 g，一日 3～4 次；14 岁以上的患儿，一次 0.2 g，一日 3～4 次。

四、用药指导

（1）本品与碘化油、糜蛋白酶、胰蛋白酶有配伍禁忌。

（2）本品水溶液在空气中易氧化变质，因此安瓿开启后应立即使用。开启后的溶液应密封并贮于冰箱中，24 小时内使用。

（3）避免同时服用强力镇咳药。

（4）在服用本品颗粒剂前，可加少量温开水（禁用 80℃以上热水）或果汁溶解后混匀服用，也可直接口服。

（5）据国外资料报道，本品口服时通常不得与活性炭合用。

（6）用药后如遇恶心、呕吐，可暂停给药，支气管痉挛可用异丙肾上腺素缓解。

（7）本品不宜与金属（铁、铜等）、橡皮、氧化剂及氧气接触，因此喷雾器应用玻璃或塑料制作。

（8）糖尿病患儿及婴幼儿慎用。

（9）本品水溶液有硫化氢臭味，部分患儿可引起呛咳、支气管痉挛、恶心、呕吐、胃炎、皮疹等不良反应，一般减量后上述症状即可缓解。

（10）喷雾剂临用时新鲜配制，冰箱冷藏，48 小时内用完。

五、制剂与规格

喷雾剂：0.5 g。

颗粒剂：① 100 mg；② 200 mg；③ 0.25 g。

胶囊剂：200 mg。

泡腾片剂：600 mg。

吸入用溶液：3 mL：0.3 g。

（王芳兰）

第十章　助消化药

第一节　胰酶

一、商品名或别名

胰腺酶，胰酵素，胰液素，消得良，得每通，Creom，Licrease，Pancreatinum。

二、用药指征

（1）本品系由健康动物的胰脏中得到的各种酶的混合物，主要含胰蛋白酶、胰淀粉酶及胰脂肪酶。

（2）用于缺乏酶液消化不良、胰腺疾病引起的消化障碍和各种原因引起的胰腺外分泌功能不足的替代治疗，以及糖尿病患儿的消化不良。

三、用法与用量

口服：5 岁以上者，一次 0.3 g，一日 3 次，餐前服用。

四、用药指导

（1）本品不宜嚼服，应整片服下，否则会影响药效，并可使口腔部位和黏膜消化而发生溃疡。

（2）服用过量的表现：可引起恶心、胃痉挛、皮疹、血尿、关节痛、脚或小腿肿胀及腹泻。

（3）本品煮沸或遇酸即失去活性。

（4）pH 值小于 5.5 的食物（如鸡肉、小牛肉、绿豆）与本品同时食用时，可使本品的肠衣溶解，降低本品药效，故本品不宜与上述食物同用。

（5）服用本品的患儿可能需要补充叶酸，但本品可干扰叶酸吸收，建议间隔 2 小时服用。

（6）服药期间应检测大便中的氨及脂肪的含量。

（7）与等量碳酸氢钠同时服用，可增加疗效。

（8）西咪替丁能抑制胃酸分泌，增加胃和十二指肠内的 pH 值，故能防止本品失活，合用可增强口服本品的疗效。

（9）本品与阿卡波糖、比格列酮合用时，可使其药效降低。

五、制剂与规格

肠溶片：① 0.3 g；② 0.5 g。

肠溶胶囊：① 0.15 g；② 0.3 g。

（王芳兰）

第二节　多酶片

一、商品名或别名

盖克。

二、用药指征

本品用于消化不良、食欲缺乏。

三、用法与用量

口服：4～10岁，一次1片；10岁以上，1～2片。以上均一日3次，饭后2～3小时服用。

四、用药指导

（1）本品在酸性条件下易被破坏，故服用时切勿嚼碎。

（2）如服用过量或出现严重不良反应，请立即就医。

（3）对本品过敏者禁用，过敏体质者慎用。

（4）铝制剂可能影响本品疗效，故不宜合用。

五、制剂与规格

片剂：含淀粉酶 0.12 g，胃蛋白酶 0.04 g，胰酶 0.12 g。

（王芳兰）

第三节　复方消化酶

一、商品名或别名

达吉，Dages。

二、用药指征

（1）本品用于胃肠道、胰脏消化功能不全。

（2）用于食欲不振、腹胀、脂肪便、过食的对症治疗。

（3）用于胆管疾患、胆囊切除、病后恢复期过食及高脂食物等引起的消化不良。

（4）急 / 慢性肝脏疾患所致的胆汁分泌不足。

三、用法与用量

口服：一次 1～2 粒，一日 3 次，餐后服。

四、用药指导

（1）本品主要针对消化酶分泌不足或活力下降引起的消化不良，特别是各消化腺功能减退的患儿。

（2）本品为无色透明硬胶囊，内含橙、白、绿三种颜色的柱型膜衣片。三颗包衣片颜色各异，成分不同，包衣的崩解环境也不同，除可保证各种酶在特定的生理环境崩解起作用，也方便患儿根据不同的病情选用。

1）白色颗粒：胃蛋白酶——胃底部。

2）橙色颗粒：木瓜酶、淀粉酶、熊去氧胆酸———胃窦部。

3）绿色颗粒：纤维素酶、胰酶、胰脂酶———幽门部。

本品采用分段崩解技术，使三色药片在胃上部、胃下部、十二指肠及小肠崩解，使酶的活性在各自适宜的 pH 值下发挥最大作用助消化。

胃溃疡伴有消化不良的患儿也可服用本品，对溃疡面较大的患儿，可减去白色包衣片或加用黏膜保护剂。

（3）本品需餐后服用，用时可将胶囊打开，但不可嚼碎药片。

（4）铝制剂可能影响本品疗效。

（5）急性重型肝炎有肝内胆管闭塞者及胆管完全性阻塞者禁用。

五、制剂与规格

胶囊剂：每粒含胃蛋白酶 25 mg，木瓜酶 50 mg，淀粉酶 15 mg，熊去氧胆酸 25 mg，纤维素酶 15 mg，胰蛋白酶 2550 USP（美国药典单位），胰淀粉酶 2550 USP，胰脂肪酶 412 USP。

（王芳兰）

第四节　胃蛋白酶

一、商品名或别名

胃液素，蛋白酵素，百布圣，胃酶。

二、用药指征

本品用于缺乏胃蛋白酶及病后消化功能减退引起的消化不良症、食欲不振、胃癌及慢性萎缩性胃炎。

三、用法与用量

口服：小于 2 岁的患儿，一次 2.5 mL；大于 2 岁的患儿，一次 3～5 mL，一日 3 次，饭前或进食时服。

四、用药指导

（1）本品在含有 0.2%～0.4% 盐酸（pH 值 1.5～2.5）时消化力最强。

（2）在中性、碱性及强酸性环境时消化力较弱，不宜合用。

（3）鞣酸、多数重金属溶液与本品水溶液发生沉淀。

（4）抗生素或吸附剂不宜与本品同服。如必须服用，应间隔 2～3 小时。

（5）遇热不稳定，70 ℃以上失效。

（6）本品易吸潮，放置日久，使蛋白消化力降低，故宜用新制产品，如已吸潮或变性，则不宜服用。

五、制剂与规格

合剂：每 100 mL 含胃蛋白酶 3 g。

（王芳兰）

第十一章　治疗消化性溃疡药

第一节　碳酸氢钠

一、商品名或别名

重碳酸钠，酸式碳酸钠，重曹，小苏打，Baking Soda。

二、用药指征

（1）本品治疗代谢性酸中毒。治疗轻至中度代谢性酸中毒，以口服为宜。重度代谢性酸中毒则应静脉滴注，如严重肾脏病、循环衰竭、心肺复苏、体外循环及严重的原发性乳酸性酸中毒、糖尿病酮症酸中毒等。

（2）碱化尿液。用于尿酸性肾结石的预防，减少磺胺类药物的肾毒性及急性溶血，防止血红蛋白沉积在肾小管。

（3）作为制酸药，治疗胃酸过多引起的症状。

（4）静脉滴注对某些药物中毒有非特异性的治疗作用，如巴比妥类、水杨酸类药物及甲醇等中毒。但本品禁用于吞食强酸中毒时的洗胃，因本品与强酸反应产生大量二氧化碳，会导致急性胃扩张甚至胃破裂。

（5）静脉用药也用于高钾血症、早期脑栓塞、多种原因引起的休克（伴有酸中毒症状）、严重哮喘持续状态经其他药物治疗无效者。

（6）用于全静脉营养、配制腹膜透析液或血液透析液。

三、用法与用量

（1）代谢性酸中毒（轻中度）：口服，一次 0.5～2 g，一日 3 次。重度采用静脉滴注，所需剂量按下式计算：补碱量［换算成 5% 碳酸氢钠溶液的毫升数 = 体重 ×（–3– 实际测得的 BE 值）/0.6］，一般先给计算剂量的 1/3 ～1/2，4～8 小时内滴注完毕，以后根据血气分析结果调整剂量。

（2）碱化尿液：口服，一日 1～10 mmol/kg。

（3）制酸：6～12 岁，口服 0.5 g，半小时后可重复使用 1 次。6 岁以下儿童尚无推荐剂量。

（4）心肺复苏抢救时：首次 1 mmol/kg，以后根据血气分析结果调整用量（每 1 g 碳酸氢钠相当于 12 mmol 碳酸氢根）。

（5）早期脑栓塞、休克（伴有水电解质紊乱及酸碱平衡失调）：静脉滴注本品 5% 注射液（勿稀释），一次 5 mL/kg。

四、用药指导

（1）口服本品 1～2 小时内不宜服用其他药物。

（2）用作制酸药，应于餐后 1～3 小时及睡前服用，使用最大剂量时疗程一般不应超过 2 周。

（3）本品疗程不宜过长，以免发生代谢性碱中毒和钠大量潴留。用药 2 周以上无效或复发者不宜再使用本品。

（4）本品可影响胃酸分泌试验或血、尿 pH 值测定结果，从而影响诊断结果。

（5）本品所致腹胀、腹痛可影响疾病诊断，故有原因未明的消化道出血、疑为阑尾炎或其他类似疾病时不宜口服本品。

（6）下列情况不作为静脉内用药：①代谢性或呼吸性碱中毒；②因呕吐或持续胃肠负压吸引导致大量氯丢失，而极有可能发生代谢性碱中毒；③低钙血症时，因本品引起碱中毒可加重低钙血症表现。

（7）静脉用药还应注意下列问题：①静脉应用的浓度范围为 1.5%（等渗）至 8.4%；②应从小剂量开始，根据血中 pH 值、碳酸氢根浓度变化决定追加剂量；③短时间大量静脉输注可致严重碱中毒、低钾血症、低钙血症。当用量超过每分钟 10 mL 高渗溶液时可导致高钠血症、脑脊液压力下降甚至颅内出血，此新生儿及 2 岁以下小儿更易发生。故以 5% 溶液输注时，速度不能超过每分钟 8 mmol 钠。但在心肺复苏时因存在致命的酸中毒，应快速静脉输注。

（8）因为本品与强酸反应产生大量的二氧化碳，导致急性胃扩张甚至胃破裂，故对吞食强酸中毒时的洗胃患儿禁用。

（9）本品能明显提高磺胺类药及乙酰化代谢产物的溶解度，避免或减少磺胺的结晶。

（10）与西咪替丁、雷尼替丁等 H_2 受体阻断剂合用，后者的吸收减少。

（11）本品可减少口服铁剂的吸收，两药服用时间应尽量分开。

（12）口服药密闭阴暗处贮藏，否则逐渐变质，一部分成为碳酸钠。

五、制剂与规格

片剂：① 0.25 g；② 0.3 g；③ 0.5 g。

注射剂：① 10 mL：0.5 g；② 100 mL：5 g；③ 250 mL：12.5 g。

（王芳兰）

第二节　磷酸铝

一、商品名或别名

洁维乐，吉福士，吉胃乐，裕尔，贵鼎康，益胃。

二、用药指征

本品能缓解胃酸过多引起的泛酸等症状，适用于胃及十二指肠溃疡及反流性食管炎等酸相关性疾病的抗酸治疗，用于结肠炎、直肠炎及药物中毒和酸碱中毒的治疗。

三、用法与用量

口服。通常一日 2～3 次，或在症状发作时服用，一次 10～20 g。

四、用药指导

（1）本品凝胶制剂中含蔗糖（每袋磷酸铝凝胶含蔗糖 2.7 g），糖尿病患儿使用本品时，不超过 20 g。

（2）凝胶剂使用前充分振摇均匀，可伴开水或牛奶服用。

（3）根据不同适应证在不同的时间给予不同的剂量。食管疾病于饭后给药。食管裂孔、胃食管反流、食管炎于饭后和晚上睡觉前服用。胃炎、胃溃疡于饭前半小时服用。十二指肠溃疡于饭后 3 小时及疼痛时服用。

（4）本品将减少或延迟下列药物的吸收：四环素类抗生素、呋塞米、地高辛、异烟肼、抗胆碱能药及吲哚美辛，故应重视本品和这类药物的给药间隔，一般为 2 小时。

（5）本品偶可引起便秘，可给予足量的水加以避免。建议同时服用缓泻剂。

（6）高磷血症禁用。

五、制剂与规格

凝胶剂：20 g。

（王芳兰）

第三节　枸橼酸铋钾

一、商品名或别名

胶体次枸橼酸铋，三钾二枸橼酸铋，铋诺，德诺，丽珠得乐，Colloidal Bismuth Subcitrate，Tripotassium Dicitratobismuthate，DE-NOL。

二、用药指征

本品适用于胃及十二指肠溃疡的治疗。

（1）用于复合溃疡、多发溃疡、吻合口溃疡和糜烂性胃炎等治疗。

（2）与抗生素联用，用于根除幽门螺杆菌。

三、用法与用量

口服：剂量为一日 4～6 mg/kg（以含铋量计算），分 3～4 次服用，前 3 次于三餐饭前半小时、第 4 次于晚餐后 2 小时服用，疗程 4～6 周。

四、用药指导

（1）本品应用于保护胃黏膜时，需于餐前半小时用 30～50 mL 温水送服。

（2）服药期内口中可能带有氨味，并可使舌、粪染成黑色。

（3）服药前、后半小时不要喝牛奶等高蛋白食品或服用抗酸剂和其他碱性药物。

（4）忌饮用含酸、酒精饮料（如啤酒）；少饮咖啡、茶等。

（5）除特殊情况外，连续用药不超过 2 个月，停用含铋药物 2 个月后，可再继续下一个疗程。

（6）如发生铋性脑病，应立即停药。此外，加服地塞米松和金属络合剂可加快脑病恢复。

（7）用药过量的症状：大剂量服用本品会导致可逆性肾病，并于 10 日内发作。如服用过量或出现严重不良反应，应立即就医。

（8）用药过量的救治：应急救、洗胃、重复服用活性炭悬浮液及轻泻药，监测血、尿中铋浓度及肾功能，对症治疗。当血铋浓度过高并伴有肾功能紊乱时，可用二巯丁二酸或二巯丙醇的络合疗法治疗。严重肾衰竭患儿需要进行血液透析。

（9）服用本品期间不得服用其他铋制剂，且不宜长期大剂量服用，长期使用本品的患儿应注意体内铋的蓄积。

（10）幼儿不推荐使用；儿童慎用，严格掌握剂量和疗程，最好有血铋监测。

五、制剂与规格

颗粒剂：① 1.0 g（含铋 0.11 g）；② 1.2 g（含铋 0.11 g）。

片剂：0.3 g（含铋 0.11 g）。

（王芳兰）

第四节　西咪替丁

一、商品名或别名

甲氰咪胍，泰胃美，Target，Tametin。

二、用药指征

临床主要用于：①各种酸相关性疾病：如十二指肠溃疡、胃溃疡、胃泌素瘤（卓－艾综合征）、上消化道出血、反流性食管炎、高酸性胃炎等。②据报道，可用于治疗带状疱疹和包括生殖器在内的其他疱疹性感染。③用于各种原因引起免疫功能低下的治疗和肿瘤的辅助治疗。

三、用法与用量

（一）口服

新生儿，一次 5 mg/ kg，一日 4 次；一个月～12 岁的患儿，一次 5～10 mg/kg（最大量 400 mg），一日 4 次；12～18 岁的患儿，一次 400 mg，一日 2 ～4 次。均为饭后、晚间睡前服用。

（二）静脉注射与滴注

①静脉注射：一次 5～10 mg/kg，将本品用葡萄糖注射液或葡萄糖氯化钠注射液 20 mL 稀释后缓慢静脉注射（长于 5 分钟），一次最大剂量 200 mg，每 4～6 小时 1 次，一日剂量不宜超过 2 g。②静脉滴注：剂量同静脉注射，本品 200 mg 用 5% 葡萄糖注射液或（0.9%）氯化钠注射液或葡萄糖氯化钠注射液 250～500 mL 稀释后缓慢滴注，滴速为每小时 1～4 mg/kg，一次最大剂量 200～600 mg，一日剂量不宜超过 2 g。

四、用药指导

（1）肝肾功能不全者应减量。

（2）动物实验和临床均有应用本品导致急性胰腺炎的报道，故本品不宜用于急性胰腺炎患儿。

（3）完成治疗后尚需继续服药 3 个月。突然停药可引起反跳性的高酸度反应致慢性消化性溃疡穿孔。

（4）用药期间出现严重的窦性心动过速或精神症状时应停药。

（5）与双嘧达莫合用治疗带状疱疹，可提高疗效。

（6）西咪替丁可使血糖升高，联用时应酌情增加胰岛素用量。

（7）可降低西咪替丁疗效（产酸作用减少吸收 20%～30%）。

（8）可使西咪替丁生物利用度由 80% 下降至 63%，合用时需增加西咪替丁用量。

（9）服用西咪替丁期间，进食富含酪胺食物可发生剧烈头痛和高血压反应。这些食物包括香蕉、鱼子酱、干酪、腊肠、腌青鱼、香肠、鸡肝、牛肝、橘子等，应尽量不吃或少吃。

五、制剂与规格

片剂：① 200 mg；② 400 mg。

注射剂：200 mg。

（王芳兰）

第五节　奥美拉唑

一、商品名或别名

洛赛克，奥克，奥西康，亚砜咪唑，Losec，Prilosec，Mopral。

二、用药指征

本品用于治疗十二指肠溃疡、胃溃疡、反流性食管炎、卓 – 艾综合征。

三、用法与用量

（一）口服

一日 1 次，清晨顿服。新生儿，一次 0.7 mg/kg，7～14 日以后，必要时增加至 1.4 mg/kg，有些新生儿可能要求达到 2.8 mg/kg；1 个月～2 岁的患儿，一次 0.7 mg/kg，必要时增加至 3 mg/kg（最大量 20 mg）；体重 10～20 kg 的患儿，一次 10 mg，必要时增加至 20 mg（若伴有严重的溃疡性反流食管炎，大剂量最长可应用 12 周）；体重 20 kg 以上的患儿，一次 20 mg，必要时增加至 40 mg（伴有严重的溃疡性反流食管炎，大剂量最长可应用 12 周）。

（1）根除幽门螺杆菌（需协同抗生素同时应用），1～12 岁的患儿，一次 1～2 mg/kg（最大 40 mg）；12～18 岁的患儿，一次 40 mg。

（2）胃反流性食管病，开始治疗 1 mg/kg （一日最大量 40 mg），一日 1 次，早餐前半小时顿服；有效后减量至 0.5 mg/kg，维持 4～8 周。

（3）消化性溃疡，一日 0.6～0.8 mg/kg（一日最大量 40 mg），一日 1 次，清晨顿服，疗程 2～4 周。

（二）静脉注射

1 个月～12 岁的患儿，最初 0.5 mg/kg（最大 20 mg），必要时增加至 2 mg/kg（最大 40 mg），一日 1 次。12～18 岁的患儿，一次 40 mg，每日 1 次。

（三）静脉滴注

静脉滴注剂量同静脉注射。

四、用药指导

（1）本品不推荐用于长期治疗。

（2）口服药物，每天早晨空腹吞服，不可咀嚼，不要倾倒胶囊内容物。

（3）密闭、阴凉干燥处保存，开瓶后 4 周内用完。

（4）静脉注射奥美拉唑，先用 10 mL 专用溶剂将冻干药物溶解，即配成静脉注射液，应在 4 小时内使用，推注速度不宜过快（每 40 mg 不可少于 2.5 分钟）；配成静脉液滴注时，可用专用溶剂将冻干药物完全溶解后，再稀释于氯化钠注射液或 5% 葡萄糖注射液 100 mL，40 mg 奥美拉唑稀释后滴注时间不少于 20 分钟。

（5）应用三唑仑、劳拉西泮或氟西泮期间给予奥美拉唑（20 mg/d）可致步态紊乱，停用一种药后即可恢复正常。

（6）奥美拉唑的抑酸作用影响铁剂吸收。

（7）甲硝唑与奥美拉唑联用治疗难治性胃、十二指肠溃疡，Hp 阳性患儿，溃疡愈合率 92.8%，Hp 转阴率 89.3%。

五、制剂与规格

片剂：① 10 mg；② 20 mg。

肠溶片：① 10 mg；② 20 mg。

肠溶胶囊：20 mg。

注射剂：40 mg。

（王芳兰）

第六节　硫糖铝

一、商品名或别名

迪索，迪先，舒可捷，舒克菲，素得，速顺，维宁，胃溃宁，胃笑，渭依，蔗糖硫酸酯铝，Andapsin，Antepsin，Carafate，Caratate，Crafilm，Sucral。

二、用药指征

本品用于治疗胃炎、胃及十二指肠溃疡。

三、用法与用量

口服。

（一）十二指肠溃疡

一日 40～80 mg/kg，每 6 小时 1 次，分次服用；或一次 0.5～1 g，一日 4 次。但也有一些研究者认为根据年龄或体重调整硫糖铝的剂量是不必要的，因为硫糖铝并不明显吸收。1～10 岁的儿童可每晚服 1 g，作为维持治疗。

（二）胃溃疡

一日 40～80 mg/kg，每 6 小时分次服用；或一次 0.5～1 g，一日 4 次。

（三）反流性食管炎

小于 6 岁的患儿，一次 0.5 g，一日 4 次；6～18 岁的患儿，一次 1 g，一日 4 次。

四、用药指导

（1）本品对严重十二指肠溃疡效果较差。用药之前应检查胃溃疡的良恶性。

（2）本品在酸性环境中起保护胃、十二指肠黏膜作用，故不宜与碱性药合用。

（3）须空腹摄入，餐前 1 小时与睡前服用效果最好。嚼碎或研成粉末后服下能发挥最大效应。

（4）本品短期治疗即可使溃疡完全愈合，但愈合后仍可能复发。故治疗收效后，应继续服药数日，以免复发。

（5）连续应用不宜超过 8 周。

（6）甲状腺功能亢进、营养不良性佝偻病、低磷血症的患儿，不宜长期服用本品。

（7）习惯性便秘者慎用。如出现便秘，可加服少量镁乳等轻泻剂，胃痛剧烈的患儿可与适量抗胆碱药（如溴丙胺太林等）合用。

（8）用药期间应监测血清铝浓度。

（9）如果您忘用了一次，应立即补服。但如果时间已接近该用下一次药时，则不要再用，应重新按您平常的规律用药。千万不要一次使用双倍的剂量。

（10）没有医生的同意不能自行停药。停药太快会导致治疗失败。

（11）本品可干扰脂溶性维生素（维生素 A、维生素 D、维生素 E 和维生素 K）的吸收，长期应用可发生维生素缺乏症。

（12）抑酸药（如 H_2 受体拮抗药）可干扰本品的药理作用，本品也可减少西咪替丁的吸收，通常不主张两者合用。但临床为缓解溃疡疼痛也可合并应用抑酸药，后者须在服用本品前半小时或服后 1 小时给予。

（13）早产儿及未成熟新生儿禁用。

五、制剂与规格

片剂：① 0.25 g；② 0.5 g。

颗粒剂：① 0.25 g；② 1 g。

分散片剂：① 0.25 g；② 0.5 g。

咀嚼片：① 0.5 g；② 1 g。

混悬剂：① 5 mL：1 g；② 10 mL：1 g；

混悬凝胶剂：5 mL：1 g。

（王芳兰）

第十二章　胃肠解痉药

第一节　阿托品

一、商品名或别名

颠茄碱。

二、用药指征

（1）本品用于各种内脏绞痛，如胃肠绞痛及膀胱刺激症状。对胆绞痛、肾绞痛的疗效不稳定。

（2）用于麻醉前给药以抑制腺体分泌，特别是呼吸道黏液分泌。

（3）用于减轻帕金森病患儿强直及震颤症状，并能控制其严重盗汗和流涎。

（4）用于急性微循环障碍，治疗严重心动过缓、晕厥合并颈动脉窦反射亢进及一度房室传导阻滞。

（5）抗休克。

（6）用于解救锑剂中毒引起的阿－斯综合征、有机磷酸酯类中毒及急性毒蕈中毒。

三、用法与用量

（一）口服

一次 0.01 mg/kg，极量一次 0.3 mg，每 4～6 小时 1 次。

（二）静脉注射

抗感染中毒性休克，按体重 0.03～0.05 mg/kg，每 15～30 分钟 1 次，2～3 次后如情况不见好转，可逐渐增加用量，至情况好转后即减量或停药。

（三）皮下注射

麻醉前用药，体重小于等于 3 kg 者为 0.1 mg，7～9 kg 者为 0.2 mg，12～16 kg 以下者为 0.3 mg，20～27 kg 者为 0.4 mg，32 kg 者为 0.5 mg。

（四）肌内注射或静脉注射

治疗有机磷农药中毒，按体重一次 0.02 mg/kg，5～10 分钟一次，直到皮肤潮红、干燥、瞳孔扩大、心动过速。以后每 1～4 小时重复此剂量，至少 24 小时维持此剂量。

四、用药指导

（1）本品静脉注射宜缓慢。

（2）本品用于幼儿、先天愚型患儿、脑损害或痉挛状态患儿时，应遵医嘱按需调整药量。

（3）用药过量的表现：动作笨拙不稳、神志不清、抽搐、幻觉、呼吸短促与困难、言语不清、心跳异常加快、易激动、神经质、坐立不安（多见于儿童）等。

（4）本品中毒症状与口服剂量的关系如下。1 mg：口干；2～10 mg：严重口渴感、咽干、吞咽困难、声音嘶哑、排尿困难、皮肤干燥、瞳孔散大且对光反射消失、心动过速、烦躁不安；11～100 mg：幻觉、谵妄；大于 100 mg：呼吸麻痹；最低致死量儿童为 10 mg。

（5）用药过量的处理：①用 4% 鞣酸溶液洗胃。②静脉缓慢注射水杨酸毒扁豆碱 0.5～2 mg，注射速度每分钟不宜超过 1 mg，必要时可重复。③对兴奋易激状态，可用小量巴比妥类如硫喷妥钠 100 mg 或水合氯醛直肠注入。④出现呼吸抑制时须做人工呼吸。⑤有高热时给予冰袋或酒精擦浴。

（6）与碱化尿液的药物（包括含酶或钙的制酸药、碳酸酐酶抑制药、碳酸氢钠、枸橼酸盐等）合用会使本品排泄延迟，作用和 / 或毒性增加。

（7）含金属离子药物与本药合用易产生沉淀或变色反应，降低药效。

五、制剂与规格

片剂：0.3 mg。

注射剂：① 1 mL：0.5 mg；② 1 mL：1 mg；③ 2 mL：10 mg。

（王芳兰）

第二节　山莨菪碱

一、商品名或别名

安宜，654-2。

二、用药指征

（1）本品用于感染中毒性休克，如暴发性流行性脑脊髓膜炎、中毒性痢疾等（需与抗菌药物合用）。

（2）用于血管痉挛和栓塞引起的循环障碍，如脑血栓形成、脑梗死、瘫痪、脑血管痉挛、血栓闭塞性脉管炎等。

（3）用于平滑肌痉挛，如胃、十二指肠溃疡，胆管、胰管、输尿管痉挛引起的绞痛等。

（4）用于各种神经痛，如三叉神经痛、坐骨神经痛等。

（5）用于眩晕病。

（6）用于眼底疾病，如中心性视网膜炎、视网膜色素变性、视网膜动脉血栓等。

（7）突发性耳聋。

（8）也可用于有机磷中毒，但效果不如阿托品。

三、用法与用量

（一）口服

① 1～2 岁的患儿，一次 2.5 mg。② 3～6 岁的患儿，一次 4～5 mg。③ 7～10 岁的患儿，一次 5～7.5 mg。④ 11 岁以上的患儿，一次 5～10 mg。以上均一日 3 次。

（二）肌内注射

一次 0.1～0.2 mg/kg，最大量 5～10 mg，一日 1～2 次。

（三）静脉注射

本品用于抗休克及有机磷中毒，一次 0.3～2 mg/kg，最大量 10～40 mg，必要时每隔

10～30 分钟重复给药，病情好转时应逐渐延长给药间隔，直至停药。

四、用药指导

（1）本品不宜与地西泮在同一注射器中应用。

（2）使用本品后若有明显口干，可含酸梅或维生素 C，症状可缓解；静脉滴注过程中，若排尿困难，可肌内注射新斯的明 0.5～1 mg 或氢溴酸加兰他敏 2.5～5 mg 以解除症状。

（3）用量过大出现阿托品样中毒症状时，可用新斯的明或氢溴酸加兰他敏解除症状。

（4）颅内压增高、脑出血急性期、青光眼、新鲜眼底出血、恶性肿瘤患儿禁用。

（5）本品可抑制胃肠道蠕动，使维生素 B_2 在吸收部位的滞留时间延长，吸收增加。

五、制剂与规格

片剂：① 5 mg；② 10 mg。

注射剂：① 1 mL：5 mg；② 1 mL：10 mg；③ 1 mL：20 mg。

（王芳兰）

第三节　颠茄

一、用药指征

本品用于胃及十二指肠溃疡，轻度胃肠绞痛，胆绞痛，输尿管结石引起的腹痛，胃炎及胃痉挛引起的呕吐和腹泻，迷走神经兴奋导致的多汗、流涎、心率慢、头晕等。

二、用法与用量

（一）酊剂

一次 0.3～1.0 mL，极量一次 1.5 mL，一日 3 次。

（二）浸膏

① 2 岁的患儿，一次 2～3 mg。② 3～6 岁的患儿，一次 3～4 mg。③ 7～10 岁的患儿，一次 4～8 mg。④ 11～12 岁的患儿，一次 8～12 mg。⑤ 12～18 岁的患儿，一次 8～16 mg，极量一次 50 mg，以上均为一日 3 次。

（三）颠茄片

一日 0.2～0.6 mg/kg，分 3 次服用，极量一次 1 mg/kg。

三、用药指导

（1）酊剂浓度用量不可过大，以免发生阿托品化现象。

（2）本品与促动力剂（甲氧氯普胺等）合用，可使其作用减弱。

（3）与尿碱化药（碳酸氢钠）、碳酸酐酶抑制药（乙酰唑胺）合用时，本品的排泄延迟、疗效和毒性都可加强。

（4）青光眼、溃疡性结肠炎、心动过速患儿禁用。

四、制剂与规格

酊剂：含生物碱 0.03%。

浸膏剂：含生物碱 1%。

片剂：每片含颠茄浸膏 10 mg。

（王芳兰）

第十三章　胃肠动力药、镇吐药、催吐药

第一节　多潘立酮

一、商品名或别名

吗叮啉，胃得灵，邦能，Motilium。

二、用药指征

（1）本品缓解由胃排空延缓、胃肠道反流、食管炎引起的消化不良症状，如上腹部胀闷感、腹胀、上腹疼痛、嗳气、肠胃胀气、口中带有或不带有反流胃内容物的胃烧灼感。

（2）治疗功能性、器质性、感染性、饮食性、放射性治疗或化疗所引起的恶心、呕吐。

（3）消化性溃疡的辅助治疗。

三、用法与用量

（一）片剂

口服，一次 0.3 mg/kg，一日 3～4 次，本品应在饭前 15～30 分钟服用。

（二）混悬液

口服，一次 0.2～0.4 mg/kg，每 8 小时 1 次，餐前服。

四、用药指导

（1）由于婴幼儿代谢和血 – 脑屏障的功能尚未发育完全，引起神经方面不良反应的发生率比小儿高。因此，建议对新生儿、婴幼儿和小儿准确制定用药剂量，并严格遵守。药物过量可能会导致神经方面的不良反应，但也应考虑其他诱因。建议儿童使用多潘立酮混悬液。

（2）本品含有乳糖，可能不适用于乳糖不耐受、半乳糖血症或葡萄糖 / 半乳糖吸收障碍的患儿。

（3）当抗酸剂或抑制胃酸分泌药物与本品合用时，前两类药不能在饭前服用，应于饭后服用，即不宜与本品同时服用。

（4）严重肾功能不全患儿多潘立酮的消除半衰期由 7.4 小时增加到 20.8 小时，但其血药浓度低于健康志愿者。由于经肾脏排泄的原型药物极少，因此肾功能不全的患儿单次服药可能不需要调整剂量。但需重复给药时，应根据肾功能损害的严重程度将服药频率减为一日 1～2 次，同时剂量酌减。

（5）多潘立酮主要经 CYP3 A4 酶代谢。体外实验的资料表明，与显著抑制 CYP3 A4 酶的药物如唑类抗真菌药物、大环内酯类抗生素、HIV 蛋白酶抑制剂、奈法唑酮等合用会导致多潘立酮的血药浓度增加。故本品禁与这些药物合用。由于多潘立酮主要在肝脏代谢，故肝功能损害的患儿慎用。

（6）抗胆碱能药品，如痛经平、溴丙胺太林、山莨菪碱、颠茄片等会减弱本品的作用，

不宜同时服用。

（7）本品禁用于以下情况：①已知对多潘立酮或本品任一成分过敏者。②增加胃动力有可能产生危险时，如胃肠道出血、机械性肠梗阻、穿孔。③分泌催乳素的垂体肿瘤（催乳素瘤）、嗜铬细胞瘤。

五、制剂与规格

片剂：10 mg。

混悬剂：1 mL：1 mg。

滴剂：1 mL：10 mg。

（王芳兰）

第二节　甲氧氯普胺

一、商品名或别名

灭吐灵，胃复安，Metoclopramidum，Primperan。

二、用药指征

（1）本品用于中枢性呕吐，胃源性呕吐及因脑部肿瘤手术、肿瘤的放疗及化疗、脑外伤后遗症、急性颅脑损伤以及药物所引起的恶心、呕吐。

（2）用于慢性胃炎、胃下垂伴有胃动力低下、功能性消化不良及由此或其他原因（胆胰疾病、脂肪肝等）引起的食欲不振、腹胀、腹痛、嗳气、胃灼热等症状。

（3）用于晕船、晕车症等引起的呕吐，减轻偏头痛引起的恶心。

（4）用于十二指肠插管、胃肠钡剂 X 线检查，可减轻检查时的恶心、呕吐反应，促进钡剂通过，有助于顺利插管；可增加食管括约肌压力，从而减少全身麻醉时肠道反流所致的吸入性肺炎的发生率。

（5）用于纠正迷走神经切除后胃排空延缓所致的胃潴留及解除糖尿病性胃排空功能障碍，也用于反流性食管炎。

（6）用于幽门梗阻及对常规治疗无效的十二指肠溃疡。

（7）用于胆管疾病和慢性胰腺炎的辅助治疗。

（8）可用于硬皮病等结缔组织疾病。

三、用法与用量

（一）口服

5～14 岁的患儿，一次 2.5～5 mg，一日 3 次，餐前 30 分钟服，宜短期服用。

（二）肌内注射

6～14 岁的患儿，一次 2.5～5 mg，一日剂量不宜超过 0.5 mg/kg。

四、用药指导

（1）严重肾功能不全患儿使用本品剂量至少须减少 60%，这类患儿容易出现锥体外系症状。

（2）本品遇光变成黄色或黄棕色后，毒性增高，不可再用。

（3）本品对消化性溃疡的治疗效果不明显，但有中枢镇静作用，并能促进胃排空，故对胃溃疡胃窦潴留者或十二指肠球部溃疡合并胃窦部炎症者有益。不宜用于十二指肠溃疡。

（4）静脉注射本品时速度须慢，于1～2分钟注完。

（5）用药过量的表现：深昏睡状态、神志不清；肌肉痉挛，如颈部及背部肌肉痉挛、托拽步态、头部及面部抽搐样动作以及双手颤抖摆动等锥体外系反应症状。用药过量时，使用胆碱药物、治疗帕金森病药物或抗组胺药，可有助于减少锥体外系反应。

五、制剂与规格

片剂：① 5 mg；② 10 mg；③ 20 mg。

注射剂：① 1 mL：10 mg；② 1 mL：20 mg。

（王芳兰）

第十四章　止泻药

第一节　蒙脱石

一、商品名或别名

复合硅铝酸盐，蒙脱石，思密达，司迈特，必奇，Smecta。

二、用药指征

（1）本品用于急、慢性腹泻，对儿童的急性腹泻尤佳。

（2）用于胃食管反流、食管炎及与胃、十二指肠、结肠疾病有关的疼痛的对症治疗。

（3）用于肠易激综合征。

（4）用于肠道菌群失调。

三、用法与用量

口服：新生儿，一日 2.25 g，分 3 次服用；小于 1 岁的患儿，一日 3 g，分 2～3 次服用；1～2 岁的患儿，一日 3～6 g，分 3 次服用；大于 2 岁的患儿，一日 6～9 g，分 3 次服用。

四、用药指导

（1）将本品散剂倒入 50 mL 温水中，摇匀后服用。不能将本品直接倒入口中用水冲服，以免影响疗效。

（2）服药时间：胃炎、结肠炎、肠易激综合征患儿饭前服用；腹泻患儿宜于两餐间服用；胃内容物食管反流、食管炎患儿饭后服用。

（3）治疗结肠炎、肠易激综合征时可保留灌肠疗法。

（4）本品可能影响其他药物的吸收，必须合用时应在服用本品之前 1 小时服用其他药物。

（5）急性腹泻时立即服用本品，且剂量加倍，同时注意脱水的防治。

（6）本品无明显不良反应，极少数患儿可出现轻微便秘，减量后可继续服用。

（7）本品可减轻红霉素的胃肠道反应，提高红霉素的疗效。

五、制剂与规格

散剂：3 g。

分散片：1.0 g。

（王芳兰）

第二节　消旋卡多曲

一、商品名或别名

醋托啡烷，丰海停，乐度，杜拉宝，Hidrasec，Tiorfan。

二、用药指征

（1）本品用于 1 个月以上婴儿和儿童的急性腹泻。

（2）用于与人免疫缺陷病毒（HIV）感染和艾滋病（AIDS）有关的慢性腹泻。

（3）也可与洛哌丁胺合用治疗依立替康所致的腹泻。

三、用法与用量

口服：一日 3 次，一次 1.5 mg/kg，单日总剂量不应超过 6 mg/kg。连续服用不得超过 7 日。必要时给予口服补液或静脉补液联合使用。

四、用药指导

（1）如果患儿出现脱水现象，本品应该与口服补液盐合用。

（2）连续服用本品 5 日后，腹泻症状仍持续者应进一步就诊或采用其他药物治疗方案；若便血伴有发热、呕吐等，应及时就医。

（3）红霉素、酮康唑等细胞色素酶 CYP3 A4 抑制剂可能减少本品的代谢，增加毒性。

（4）利福平等细胞色素酶 CYP3 A4 诱导剂可能降低本品的抗腹泻作用。

（5）不能摄入果糖者，对葡萄糖或半乳糖吸收不良者，缺少蔗糖酶、麦芽糖酶者禁用。

五、制剂与规格

颗粒剂：① 10 mg；② 30 mg。

口腔崩解片：6 mg。

（王芳兰）

第三节　药用炭

一、商品名或别名

活性炭，爱西特。

二、用药指征

本品用于治疗腹泻及胃肠胀气，也用于食物及药物中毒的解救。

三、用法与用量

（一）腹泻

口服。一次 0.3～0.6 g，一日 3 次，饭前服用。

（二）解毒

口服或灌胃。一次 1 g/kg（最大剂量 50 g），每 4 小时 1 次。

四、用药指导

（1）本品为黑色粉末，属吸附剂。

（2）腹泻时饭前服用，解救急性中毒时混悬于水中内服。

（3）维生素、抗生素、洋地黄、生物碱类激素、乳酶生及其他消化酶等类药物：不宜与本品同时服用，因本品能吸附上述药物，影响其疗效。

（4）禁止长期用于 3 岁以下儿童。

（5）在给予炭粉时应将其和液体混合，如软饮料、果汁和果浆等，但不要和牛奶或冰淇淋混合。一定要缓慢地喝，减少呕吐的危险。

五、制剂与规格

片剂：① 0.15 g；② 0.2 g；③ 0.3 g；④ 0.5 g。

粉剂：500 g。

（王芳兰）

第四节　鞣酸蛋白

一、商品名或别名

单那尔滨。

二、用药指征

本品用于急性肠炎、非细菌性消化不良性腹泻及小儿消化不良。

三、用法与用量

口服：小于等于 1 岁的患儿，一次 0.125～0.2 g；2～7 岁的患儿，一次 0.2～0.5 g，均一日 3 次。空腹服用。

四、用药指导

（1）本品为鞣酸与蛋白质的结合物，含鞣酸 50%。

（2）细菌性痢疾等感染性腹泻不能应用本品，应先控制感染。本品内含蛋白质，受潮后接触铁器可生成鞣酸铁而变黑色，故本品忌用铁质容器盛装。

（3）胰酶、胃蛋白酶、乳酶生等：本品能影响这些消化酶的活性，不宜合用。

（4）含铁制剂、氨基比林、洋地黄类（如地高辛）等：本品使这些药沉淀，妨碍这些药物吸收，故不宜同服。

五、制剂与规格

片剂：① 0.3 g；② 0.5 g。

（王芳兰）

第十五章　微生态制剂

第一节　乳酶生

一、商品名或别名

表飞鸣。

二、用药指征

本品用于消化不良，饮食不当，肠道菌群失调或肠内异常发酵引起的腹胀、腹泻等。

三、用法与用量

口服：小于 1 岁的患儿，一次 0.1 g；1～5 岁的患儿，一次 0.2～0.3 g；大于 5 岁的患儿，一次 0.3～0.6 g，一次最大量为 1 g，均一日 3 次。

四、用药指导

（1）本品宜在餐前服用。

（2）不宜与抗生素合用。

（3）本品有异味时不可服用。

（4）本品应在冷暗处保存。

五、制剂与规格

片剂：① 0.1 g；② 0.15 g；③ 0.3 g。

（王芳兰）

第二节　双歧杆菌活菌制剂

一、商品名或别名

丽珠肠乐，回春生，科达双歧。

二、用药指征

本品主要用于治疗肠道菌群失调引起的急慢性腹泻、便秘，也可用于治疗急慢性肠炎，肠易激综合征以及辅助治疗因肠道菌群失调所致内毒素血症。

三、用法与用量

餐后口服：早晚各服 1 次，一次 0.175～0.35 g。3 岁以下婴幼儿服用，可取胶囊内药粉用凉开水调服。

四、用药指导

（1）本品宜用冷、温开水送服。

（2）抗酸药、抗菌药与本品合用时可减弱其疗效，应分开服用。

（3）铋剂、鞣酸、药用炭、酊剂等能抑制、吸附或杀灭活菌，故不能与本品合用。

五、制剂与规格

胶囊剂：0.35 g（含 0.5 亿活菌）。

（王芳兰）

第三节　双歧杆菌三联活菌制剂

一、商品名或别名

贝飞达，培菲康。

二、用药指征

本品主要用于治疗肠道菌群失调引起的急、慢性腹泻、便秘，也可用于治疗轻中型急性腹泻、慢性腹泻、消化不良及腹胀。

三、用法与用量

①胶囊：小于1岁的患儿，一次 105 mg; 1～6 岁的患儿，一次 210 mg，7～13 岁的患儿，一次 210～420 mg。均为一日 2～3 次。②散剂：小于 1 岁的患儿，一次 0.5 g；1～6 岁的患儿，一次 1 g；6～18 岁的患儿，一次 2 g。以上均为一日 2～3 次。

四、用药指导

（1）本品宜餐后半小时温开水送服。

（2）抗酸药、抗菌药与本品合用时可减弱其疗效，应分开服用。

（3）铋剂、鞣酸、药用炭、酊剂等能抑制、吸附或杀灭活菌，故不能与本品合用。

（4）婴幼儿服用本品胶囊剂时可将内容物用温开水或温牛奶冲服。

（5）对微生态制剂过敏者禁用。

五、制剂与规格

胶囊剂：210 mg（活菌数为 0.5×10^8 CFU/g）。

散剂：1 g（含活菌数不低于 1×10^7 CFU/g）。

（王芳兰）

第四节　地衣芽孢杆菌活菌制剂

一、商品名或别名

整肠生。

二、用药指征

本品主要用于治疗细菌及真菌引起的急慢性腹泻、便秘，也可用于治疗其他原因引起的胃肠道菌群失调。

三、用法与用量

口服：小于等于 5 岁的患儿，一次 0.25 g，一日 3 次；大于 5 岁的患儿，一次 0.5 g，一日 3 次。

四、用药指导

（1）本品为活菌制剂，切勿将本品置于高温环境，溶解时水温不宜超过 40 ℃。

（2）首剂加倍。避免与其他抗菌药同服。必要时可间隔 3 小时服用。

（3）婴幼儿服用本品胶囊剂时可将内容物用温开水或温牛奶冲服。

（4）对微生态制剂过敏者禁用。

五、制剂与规格

胶囊剂：0.25 g（2.5 亿活菌）。

（王芳兰）

第五节　布拉酵母菌

一、商品名或别名

亿活。

二、用药指征

本品用于治疗儿童腹泻及肠道菌群失调所引起的腹泻症状。

三、用法与用量

大于 3 岁的患儿，一次 0.25 g，一日 2 次；小于等于 3 岁的患儿，一次 0.25 g，一日 1 次。

四、用药指导

（1）将本品倒入少量温水或甜味饮料中，混合均匀后服下。也可以与食物混合或者倒入婴儿奶瓶中服用。

（2）本品可在任何时候服用，但为取得速效，最好不在进食时服用。

（3）本品含活细胞，请勿与超过 50 ℃的热水或冰冻的或含乙醇的饮料及食物同服。

（4）本品是活菌制剂，如经手传播进入血循环，会有引起全身性真菌感染的危险，故不得用于高危的中央静脉导管治疗的患儿。建议不要在中央静脉输液的患儿附近打开散剂，以避免任何方式，特别是经手传播将不拉氏酵母菌定植在输液管上。

（5）对微生态制剂过敏者、有潜在真菌感染危险者、对乳糖不耐受者及中央静脉导管输液患儿禁用。

五、制剂与规格

颗粒剂：0.25 g（每 1 g 药粉含活菌数不低于 1.3×10^9 CFU）。

（王芳兰）

第六节　酪酸梭菌二联活菌散

一、商品名或别名

常乐康。

二、用药指征

本品主要用于治疗急性非特异感染引起的急慢性腹泻，抗生素、慢性肝病等多种原因引起的肠道菌群失调及相关的急慢性腹泻及消化不良。

三、用法与用量

口服：一次 0.5 g，一日 2 次。

四、用药指导

（1）本品为活菌制剂，勿用热开水送服，可用凉开水、果汁或牛奶送服。

（2）对微生态制剂过敏者禁用。

（3）本品不宜与抗生素类药物同时服用。

五、制剂与规格

散剂：0.5 g（酪酸梭菌不低于 1.0×10^7 CFU/g，婴儿双歧杆菌不低于 1.0×10^6 CFU/g）。

（王芳兰）

第十六章　治疗溃疡性结肠炎药

第一节　柳氮磺吡啶

一、商品名或别名

柳氮磺胺吡啶，柳氮吡啶，水杨酸偶氮磺胺吡啶，维柳芬，Castropyrin，S.A.S–500，Salazosulfapyridine。

二、用药指征

（1）本品用于炎症性肠病，即克隆（Crohn）病和急 / 慢性溃疡性结肠炎。

（2）用于肠道手术前预防感染。

（3）用于类风湿性关节炎和强直性脊柱炎的治疗。

三、用法与用量

（一）口服

2～18 岁的患儿，初始量为一次 5～10 mg/kg，每 4 小时 1 次；或 10～15 mg/kg，每 6 小时 1 次。维持量为一次 7.5～10 mg/kg，每 6 小时 1 次。

（二）直肠给药

栓剂，5～8 岁的患儿，一次 500 mg，一日 2 次；8～12 岁的患儿，早上 500 mg，晚上 1 g；12～18 岁的患儿，一次 1 g，一日 2 次。

四、用药指导

（1）本品是最早应用于治疗溃疡性结肠炎的氨基水杨酸类药物，是水杨酸与磺胺吡啶的偶氮化合物。服用本品时，尿液可呈橘红色，此为正常现象，不应与血尿混淆。

（2）用药期间应保障足量的水供给，防止结晶尿和尿石的形成。

（3）遇有胃肠道刺激症状，可餐后服用，也可分小量多次服用，甚至可每小时 1 次，使症状减轻。夜间给药间隔不得超过 8 小时。

（4）小剂量长期应用可防止复发，延长其缓解期。

（5）出现皮肤症状及血液紊乱时应立即停药。

（6）当一日用量达到或超过 4 g，或血药浓度超过 50 μg/mL 时，本品的不良反应或毒性反应增多。

（7）用药过量的表现：尿痛或排尿困难、血尿、下背部疼痛、嗜睡、腹泻、呕吐及癫痫发作。

（8）用药过量的处理：给予抗组胺药或皮质类固醇激素以控制过敏反应；必要时催吐、洗胃，并使用泻药；给予碳酸氢钠碱化尿液；补液以维持高尿液排出量；监测血清磺胺吡啶浓度以观察恢复进程；必要时进行透析。

（9）使用本品治疗前，应做全血检查，以后每月复查 1 次；做直肠镜与乙状结肠镜检查，观察用药效果及调整剂量；做尿液检查，观察有无磺胺结晶；长期用药时应监测肝肾功能。

（10）尿碱化药：本品与之合用可增强磺胺在碱性尿中的溶解度，促使其排出。

（11）伤寒活疫苗：本品可降低其抗伤寒沙门氏菌的抗菌活性，故应在最后一次使用本品 24 小时或更长的时间以后再给予伤寒活疫苗。

（12）2 岁以下小儿禁用。

五、制剂与规格

肠溶片：① 0.125 g；② 0.25 g；③ 0.5 g。

栓剂：0.5 g。

（王芳兰）

第二节　奥沙拉秦

一、商品名或别名

奥柳氮，畅美。

二、用药指征

本品可治疗急 / 慢性溃疡性结肠炎与节段性回肠炎，以及用于其缓解期的长期维持治疗。

三、用法与用量

（1）口服：①急性期治疗，2～18 岁患儿，一次 500 mg，一日 2 次，必要时 1 周后增加至 1 g（最大量），一日 3 次。②维持治疗，一次 250～500 mg，一日 2 次。

（2）如果患儿的病变部位集中在直肠，可使用本品 2 g 溶于 60 mL 生理盐水中，加热到 30 ℃（接近体温）用灌肠器灌肠。

四、用药指导

（1）一旦发现漏服，可立即补服，但不要在同一时间用 2 倍剂量。

（2）减少本品用量或与食物共服，会使腹泻的不良反应得到控制。

（3）其他见柳氮磺吡啶。

五、制剂与规格

胶囊剂：250 mg。

（王芳兰）

第十七章　维生素类

第一节　维生素 A

一、商品名或别名

视黄醇醋酸酯。

二、用药指征

维生素 A 缺乏病，角膜软化症，干眼症，夜盲症。

三、用法与用量

维生素 A 缺乏：口服，一日 5000 U/kg；伴有眼干燥症及消化道不良时，肌内注射，一日 2.5 万～5 万 U 至症状体征好转。

WHO 推荐用量：口服。①对营养不良等症：6 个月～1 岁的患儿，10 万 U（单剂量）；1～18 岁的患儿，20 万 U（单剂量）。②眼干燥症：6 个月～1 岁的患儿，首日 10 万 U，第 2 日及 4 周后各服 10 万 U；1～18 岁的患儿，首日 20 万 U，次日及 4 周后各服 20 万 U。

四、用药指导

（1）本品长期大剂量应用可引起维生素 A 过多症，甚至发生急性或慢性中毒。

（2）婴幼儿对大量或超量维生素 A 较敏感，应谨慎使用。

（3）与维生素 E 合用时，可促进维生素 A 吸收，增加肝内储存量，加速利用和降低毒性，但服用大量维生素 E 可耗尽体内贮存的维生素 A。

（4）脂肪吸收不良或胆酸缺乏时，起初阶段可用肠外途径给药。

（5）水溶性维生素 A 注射剂不得用于静脉注射，误用有发生过敏性休克的危险，严重时可致死。

五、制剂与规格

胶丸剂：① 5000 U；② 2500 U。

注射剂：1 mL：2.5 万 U。

水溶性维生素 A：1 mL：50000 U。

（王芳兰）

第二节　维生素 AD

一、商品名或别名

伊可新，贝特令，鱼肝油丸。

二、用药指征

本品用于预防和治疗维生素 A 及维生素 D 的缺乏症，如佝偻病、夜盲症及小儿手足抽搐症。

三、用法与用量

口服。将胶囊尖端剪开或刺破，将液体滴入儿童口中或直接嚼服胶丸。1岁以下：一次1粒（维生素A 1500 IU，维生素D 500 IU），一日1次；1～18岁的患儿：一次1粒（维生素A 2000 IU，维生素D 700 IU），一日1次。

四、用药指导

（1）慢性肾衰竭、高钙血症、高磷血症伴肾性佝偻病者禁用。

（2）抗酸药可影响本品中维生素A的吸收，故不应同服。

（3）必须按推荐剂量服用，不可超量服用。

（4）婴儿对维生素D敏感性个体差异大，有些婴儿对小剂量维生素D很敏感。

五、制剂与规格

胶囊型滴剂：①维生素A 1500 IU，维生素D 500 IU；②维生素A 2000 IU，维生素D 700 IU。

（王芳兰）

第三节　复合维生素B

一、商品名或别名

复方维生素B。

二、用药指征

本品用于预防和治疗B族维生素缺乏所致的营养不良、厌食、脚气病、糙皮病等。

三、用法与用量

口服。片剂：一次1～2片，一日3次。溶液剂：小于10岁的患儿，一次1毫升/岁，一日3次；10～18岁患儿，一次10 mL，一日3次。

四、用药指导

（1）本品大剂量服用可出现烦躁、疲倦、食欲减退等。

（2）偶见皮肤潮红，瘙痒；尿液可能呈黄色。

五、制剂与规格

片剂：每片含维生素B_1 3 mg、维生素B_2 1.5 mg、维生素B_6 0.2 mg、烟酰胺10 mg、泛酸钙1 mg。

溶液剂：60 mL；100 mL。每毫升含维生素B_1 0.8 mg、维生素B_2 0.13 mg、维生素B_6 0.16 mg、烟酰胺0.48 mg、维生素D微量、牛磺酸2 mg。

（王芳兰）

第四节　维生素C

一、商品名或别名

抗坏血酸，维生素丙。

二、用药指征

（1）本品用于防治维生素 C 缺乏病。

（2）防治感染性疾病。

（3）治疗克山病急性发作。

（4）治疗肝脏病。

（5）其他：用于贫血、过敏性皮肤病、促进伤口愈合、某些癌症、高血压等。

三、用法与用量

（1）治疗维生素 C 缺乏：①口服，一日 100～300 mg，分 2～3 次服。②肌内注射，100～300 mg，分次注射，至少 2 周。

（2）预防维生素 C 缺乏：口服，一日 25～75 mg。

（3）克山病心源性休克：静脉注射，首剂 5～10 g，加入 25% 葡萄糖液中缓慢静脉注射。

四、用药指导

（1）大量长期服用突然停药，可能出现维生素 C 缺乏病症状，故宜逐渐减量停药。

（2）若制剂色泽变黄，不可应用。

（3）本品不能同维生素 K_3 配伍，可发生氧化还原反应，两者疗效减弱或消失。

（4）本品不宜与碱性药物、核黄素、三氯叔丁醇、铜、铁离子溶液配伍。

（5）本品能影响氨苄西林的稳定性，故不宜配伍使用。

（6）过多应用维生素 C 咀嚼片可致牙釉质损坏。

五、制剂与规格

片剂：① 50 mg；② 100 mg。

泡腾片剂：① 0.5 g；② 1 g。

注射剂：① 2 mL：0.5 g；② 5 mL：1 g。

（王芳兰）

第五节　维生素 E

一、商品名或别名

来益，抗不育维生素。

二、用药指征

（1）本品用于未进食强化奶粉或有严重脂肪吸收不良母亲所生的新生儿、早产儿、低出生体重儿。

（2）脂肪吸收异常等引起的维生素 E 缺乏症。

（3）进行性肌营养不良的辅助治疗及需要增加维生素 E 的情况。

三、用法与用量

（1）口服：①维生素 E 缺乏的患儿，一日 1 mg/kg，早产儿，一日 15～20 mg。②慢性胆汁淤积的患儿，一日服用水溶性制剂 15～25 mg。

（2）肌内注射：一次 5 mg，一日 1 次。

四、用药指导

（1）严禁婴儿静脉给药。

（2）由于维生素 K 缺乏而引起的低凝血因子Ⅱ血症患儿及缺铁性贫血患儿慎用。

（3）维生素 E 不良反应较少见，但大剂量长期应用易引起血小板聚集和血栓形成。

（4）缺铁性贫血患儿补铁时，对维生素 E 的需要量增加。

（5）中毒所致的出血可用维生素 K 治疗。

五、制剂与规格

注射剂：① 1 mL：5 mg；② 1 mL：50 mg。

胶丸剂：① 5 mg；② 10 mg；③ 50 mg；④ 100 mg。

（王芳兰）

第六节 小儿维生素咀嚼片

一、商品名或别名

小施尔康。

二、用药指征

本品用于儿童生长期维生素的补充。

三、用法与用量

3～12 岁的患儿，一日 1 片，咀嚼后咽下。

四、用药指导

（1）严格按规定的剂量服用，需要大量服用时，请咨询医师或药师。

（2）对本品过敏者禁用，过敏体质者慎用。

（3）本品性状发生改变时，禁止使用。

（4）服用后必须拧紧瓶盖以防止药品潮湿。

五、制剂与规格

咀嚼片剂：每片含维生素 A 5000 U、维生素 B_1 1.5 mg、维生素 B_2 1.7 mg、维生素 B_6 2 mg、维生素 B_{12} 6 mg、维生素 C 60 mg、维生素 D 400 U、维生素 E 30 U、叶酸 0.4 mg、烟酰胺 20 mg。

（王芳兰）

第十八章　无机物类

第一节　葡萄糖酸钙

一、商品名或别名

弘泰，Calglucon，D-Calcium Gluconate Hydrate，Gluco-nate Calcium。

二、用药指征

（1）本品用于治疗钙缺乏：①急性钙缺乏，如新生儿低钙搐搦症、碱中毒及甲状旁腺功能低下所致的手足搐损症、甲状旁腺功能亢进症手术后的“骨饥饿综合征”（骨的再矿化）、维生素 D 缺乏病等。②用于儿童、青春发育期青少年的钙盐补充。③也可用于大量输血所致的低钙血症。④口服给药还可用于其他一些慢性低钙血症，如慢性甲状旁腺功能低下、假性甲状旁腺功能低下、骨软化症、慢性肾衰竭和应用抗惊厥药后继发的低钙血症。

（2）用于治疗过敏性疾病，如虫咬性皮炎、瘙痒性皮炎、荨麻疹、渗出性水肿、药物过敏等。

（3）用于镁中毒及氟中毒时的解救。

（4）作为强心剂，用于心脏复苏，如高血钾、低血钙或钙拮抗及心脏手术等原因引起的心功能异常的解救。

三、用法与用量

（一）口服

钙缺乏者，一日 0.5～0.7 g/kg，分次服用。

（二）静脉注射或静脉滴注

①低钙血症者，静脉注射，新生儿，一日 200～800 mg/kg，1 个月～18 岁的患儿，一日 200～500 mg/kg，连续静脉滴注或分 4 次静脉注射。②低钙性手足搐搦者，静脉注射，新生儿至 18 岁的患儿，一日 100～200 mg/kg，在 5～10 分钟内静脉推注，6 小时后可重复或继续静脉滴注，最大剂量不超过一日 500 mg/kg。

四、用药指导

（1）本品与氧化剂、枸橼酸盐、可溶性碳酸盐、磷酸盐、硫酸盐等存在配伍禁忌。

（2）本品口服制剂宜餐后服用。

（3）使用强心苷者或洋地黄中毒时禁用本品注射液。

（4）本品刺激性较大，不宜皮下或肌内注射，应缓慢静脉注射或静脉滴注。

（5）若注射时药液漏出血管外，应立即停用，并用 0.9% 氯化钠注射液做局部冲洗，局部给予氢化可的松、1% 利多卡因或玻璃酸，热敷并抬高肢体。

（6）当患儿静脉注射出现不适或有明显心电图异常时，应立即停用，待心电图异常消失后再缓慢注射。

（7）脱水或低钾血症等电解质紊乱时应先纠正低钾，再纠正低钙，以免增加心肌应激性。

（8）钙剂过量的处理：轻度高钙血症只需停用钙剂和其他含钙药物，减少饮食中钙含量。

（9）强心苷与钙剂联用增加不良反应；在血钙较低时口服缓慢补钙，有利于提高强心苷作用，但应慎用。

（10）钙剂可拮抗镁盐的神经－肌肉麻痹作用。

（11）盐酸山莨菪碱可治疗葡萄糖酸钙所致过敏性休克。

（12）不能与头孢曲松同用，尤其不能同时或先后静脉注射。

（13）高钙血症及高钙尿症患儿、患有含钙肾结石或有肾结石病史者及结节病患儿（可加重高钙血症）禁用。

五、制剂与规格

片剂：① 0.1 g；② 0.5 g。

颗粒剂：3.5 g：1 g（以葡萄糖酸钙计，相当于钙离子 89.38 mg）。

口服溶液剂：10 mL：1 g。

注射剂：10 mL：1 g。

（王芳兰）

第二节　乳酸钙

一、商品名或别名

钙中钙，新盖中盖，Calcii，Lactas。

二、用药指征

（1）本品主要用于预防和治疗钙缺乏症（如手足搐搦症、骨骼发育不全、佝偻病）以及小儿的钙盐补充，也用于慢性肾衰竭患儿的低钙血症。

（2）可用于过敏性疾病及结核病的辅助治疗。

三、用法与用量

（1）口服：可根据人体需要及膳食钙的供给情况酌情补充。

（2）一般一日 45～65 mg/kg，分 2～3 次。

四、用药指导

（1）本品口服溶液如低温时析出结晶，可温热溶化后服用。

（2）儿童口服本品时，可同时服用维生素 D。

（3）禁用：①高钙血症及高钙尿症患儿。②患有含钙肾结石或有肾结石病史者。③结节病患儿（可加重高钙血症）。④正在服用洋地黄类药物者。

五、制剂与规格

片剂：① 250 mg；② 300 mg；③ 500 mg。

咀嚼片剂：300 mg。

口服溶液剂：10 mL；130 mg（以钙计）。

（王芳兰）

第三节　甘草锌

一、用药指征

本品用于由于锌缺乏症引起的儿童厌食、异食癖、生长发育不良及寻常型痤疮等。

二、用法与用量

口服：按一日 0.5～1.5 mg/kg 元素锌计算，分 3 次服用。也可按下列方法使用：1～5 岁患儿，一次 0.75 g，一日 2～3 次；6～10 岁患儿，一次 1.5 g，一日 2～3 次；11～15 岁患儿，一次 2.5 g，一日 2～3 次，开水冲服。

三、用药指导

（1）本品口服可引起胃肠道反应，过量可致硒缺乏、维生素 E 缺乏等。

（2）服药期间应每月检查 1 次血象，必要时查血清铁。

四、制剂与规格

颗粒剂：1.5 g。

胶囊剂：0.25 g（锌含量 12.5 mg）。

（王芳兰）

第十九章　营养药

第一节　小儿复方氨基酸

一、商品名或别名

爱咪特。

二、用药指征

本品适用于小儿、早产儿、低体重儿的肠外营养。

（1）用于改善消化道摄取、吸收不足或消化功能障碍引起的蛋白质营养不良。

（2）围手术禁食期营养支持。

（3）分解代谢旺盛疾病的营养支持，如大面积烧伤、严重创伤、危重感染等。

（4）经口可以进食，但又必须限制食物通过消化道，减少肠道负荷，有利于病情缓解，如炎性肠病、消化道大出血等。

三、用法与用量

输注量以小儿的年龄、体重、病情等不同而定。一般用量，开始时一日 15 mL/kg 体重（相当于氨基酸约 1 g/kg），1 周内逐渐增加剂量，最大量为一日 30 mL/kg（相当于氨基酸约 2 g/kg），疗程结束时应注意逐渐减量，防止产生低血糖症。

四、用药指导

（1）禁用：肝昏迷、无条件透析的尿毒症、对氨基酸有代谢障碍的患儿以及对本品过敏者。

（2）遇冷析出结晶，可置 50～60 ℃水浴中使其溶解，并冷至 37 ℃，澄明后再用。

（3）开瓶后一次未使用完的药液应予丢弃，不得再次使用。

五、制剂与规格

注射剂：① 100 mL；6.74 g（总氨基酸）；② 20 mL；1.348 g（总氨基酸）。

（王芳兰）

第二节　复方氨基酸注射液

一、商品名或别名

肾必氨。

二、用药指征

本品用于急性和慢性肾功能不全患儿的肠道外支持，大手术、外伤或脓毒血症引起的严重肾衰竭以及急慢性肾衰竭，尤其适用于低蛋白饮食治疗不能纠正的慢性肾衰患儿。

三、用法与用量

静脉滴注：一日 0.2 g/kg（按氨基酸量计），于 4 小时内滴入，21 日为一个疗程。缓慢滴注，滴速不超过每分钟 15 滴。

四、用药指导

（1）本品除与葡萄糖注射液混合滴注外，不宜与其他药物混合。

（2）氨基酸代谢紊乱、严重肝功能损害、心功能不全、水肿、低血钾、低钠血症患儿禁用。

（3）静脉滴注速度过快可引起恶心、呕吐、心悸、寒战等反应。

（4）凡使用本品者，均应行低蛋白、高热量饮食。热量摄入应为每日 2000 kcal 以上，如饮食摄入量不足，应给予葡萄糖等补充，否则本品进入体内转变成热量，而不能合成蛋白。

（5）使用过程中应检测血糖、血清蛋白、肾功能、肝功能、电解质、二氧化碳结合力、血钙、血磷等，必要时检查血镁和血氨。如出现异常，应注意纠正。

（6）尿毒症患儿宜在补充葡萄糖同时给予少量胰岛素，糖尿病患儿应给予适量胰岛素，以防出现高血糖。维生素 B_6、苯丙酸诺龙等也可适当应用，以增强蛋白合成作用。

（7）为防止高氯血症及纠正酸中毒，可常规应用碳酸氢钠（3～6 g/d），但需注意钠水潴留。

（8）使用本品前应详细检查药液有无浑浊，密封完好才可使用。若遇冷析出结晶，可置于 50 ℃温水中溶解后，凉至 37 ℃左右再使用。药液一经使用，剩余药液切勿保存再用。

五、制剂与规格

注射剂：250 mL：13.98 g。

（王芳兰）

第三节　赖氨肌醇维 B_{12} 口服液

一、用药指征

本品用于赖氨酸缺乏引起的食欲不振及生长发育不良等。

二、用法与用量

口服：小于 1 岁的患儿，一次 2.5 mL，一日 2～3 次；大于 1 岁的患儿，一次 5 mL；一日 2～3 次。也可用开水或牛奶稀释后服用。

三、用药指导

（1）本品按推荐剂量服用，少有不良反应。

（2）抗惊厥药如苯巴比妥、苯妥英、扑米酮等可减少维生素 B_{12} 的吸收。

（3）如与其他药物同时使用，可能会发生药物相互作用，详情请咨询医师或药师。

四、制剂与规格

口服溶液剂：100 mL（每 5 mL 内含盐酸赖氨酸 300 mg，维生素 B_{12} 15 mg，肌醇 50 mg）。

（王芳兰）

第四节 中长链脂肪乳

一、商品名或别名

力保脂宁，力能，Lipofundin。

二、用药指征

肠外营养药，能量补充剂。用于胃肠外营养，满足能量和必需氨基酸的要求。

三、用法与用量

通过外周静脉或者中心静脉输入。

（1）静脉滴注：按脂肪量计算，以三酰甘油一日小于 2 g/kg 为宜。

（2）新生儿和婴儿，三酰甘油使用剂量为一日 0.5～3 g/kg，静脉滴注速度每小时小于 0.17 g/kg。对早产儿和低体重新生儿，应 24 小时连续输注，开始剂量为一日 0.5～1 g/kg，以后逐渐增加至一日 3 g/kg。应征求儿科医师的意见。

四、用药指导

（1）输入过程中应掌握患儿血液循环中脂肪的廓清情况，血清甘油三酸酯浓度不应超过 3 mmol/L。

（2）治疗过程中若出现脂肪过量，应停止输注本品。

（3）太快输入脂肪乳会引起液体或脂肪负荷过重，从而导致血浆中电解质浓度稀释，体内水潴留，肺水肿。

（4）本品避免冻结。

（5）蛋、豆类过敏者，可能对脂肪乳过敏。

（6）脂肪代谢异常的患儿如有脂性肾病、严重肝损伤或急性胰腺炎伴高脂血症，则禁用本品。如患儿有酮症酸中毒或缺氧、栓塞或休克，则更应禁用本品。

五、制剂与规格

注射剂：① 10%，250 mL：大豆油 12.5 g，中链三酰甘油 12.5 g，卵磷脂 1.5 g。② 20%，250 mL：大豆油 25 g，中链三酰甘油 25 g，卵磷脂 3 g。③ 10%，500 mL：大豆油 25 g，中链三酰甘油 25 g，卵磷脂 3 g。④ 20%，500 mL：大豆油 50 g，中链三酰甘油 50 g，卵磷脂 6 g。

（王芳兰）

第二十章　抗代谢药

第一节　阿糖胞苷

一、商品名或别名

阿糖胞嘧啶，爱立生，赛得威，Ara-C，Cytosar。

二、用药指征

（1）本品主要用于急性淋巴细胞及非淋巴细胞白血病的诱导缓解期及维持巩固期的治疗。

（2）本品亦用于慢性粒细胞白血病的急变期、急性白血病及消化道癌、恶性淋巴瘤等。对多数实体肿瘤无效。

（3）用于病毒性眼病，如树枝状角膜炎、角膜虹膜炎、眼部带状疱疹、单纯疱疹性结膜炎、流行性角膜结膜炎等。

三、用法与用量

（一）诱导治疗

静脉注射，一日 2 mg/kg，连用 10 日，如无明显不良反应，剂量可增大至一日 4 mg/kg；静脉滴注，一日 0.5～1 mg/kg，持续 1～24 小时，连用 10 日，如无明显不良反应，剂量可增至一日 2 mg/kg。

（二）维持治疗

完全缓解后改用维持治疗量，剂量为 1 mg/kg 体重，一日皮下注射 1～2 次。

（三）中或大剂量阿糖胞苷

难治性或复发性急性白血病，或急性白血病的缓解后以延长其缓解期，常用中剂量或大剂量阿糖胞苷。

中剂量是指阿糖胞苷的剂量为按体表面积一次 0.5～1.0 g/m^2 的给药方案，一般需静脉滴注 1～3 小时，每 12 小时静脉滴注 1 次，2～6 日为一个疗程；大剂量指阿糖胞苷的剂量为按体表面积为 1～3 g/m^2 的给药方案，静脉滴注及疗程同中剂量方案。由于阿糖胞苷的不良反应随剂量增大而加重，大剂量反而影响了其疗效，故现多偏向用中剂量方案。由于不良反应较多，故疗程中必须由有丰富经验的医生指导，并要有充分及时的支持疗法保证。

（四）皮下注射

骨髓增生异常综合征、低增生性急性白血病等，以小剂量阿糖胞苷方案，剂量为一次按体表面积 10 mg/m^2 给药，皮下注射，每 12 小时注射 1 次，14～21 日为一个疗程，如不缓解而患儿情况允许，可予 2～3 周后重复一个疗程。

（五）鞘内注射

阿糖胞苷为鞘内注射防治脑膜白血病的二线药物，剂量为一次 10～25 mg，加地塞米松 5 mg 鞘内注射，每周 2 次，共注射 5 次。如为预防性治疗，则每 4～8 周注射 1 次，中枢神经系统已有病变者，则应加用放射治疗。

四、用药指导

（1）使用本品时，应适当增加患儿的液体摄入量，使尿液保持碱性，必要时可合用别嘌醇以防止血清尿酸增高及尿酸性肾病的产生。

（2）快速静脉注射引起的恶心、呕吐反应虽较严重，但对骨髓的抑制较轻。但一般患儿骨髓能耐受较大剂量的阿糖胞苷。

（3）静脉输注阿糖胞苷应稀释到 0.5 mg/mL。

（4）如出现各种严重的不良反应，应立即停药，并立即采取各种有效措施治疗。对部分患儿，给予肾上腺皮质激素可能减轻中剂量或大剂量阿糖胞苷的不良反应。

（5）与活疫苗（如轮状病毒疫苗）合用：活疫苗将增加感染的风险。接受免疫抑制化疗的患儿不能接种活疫苗。缓解期白血病患儿，至少要停止化疗三个月，才允许接种活疫苗。

五、制剂与规格

注射剂：① 50 mg；② 100 mg。

（王芳兰）

第二节　放线菌素 D

一、商品名或别名

放线菌素，更生霉素，新福菌素，ACTD。

二、用药指征

（1）实体瘤：与长春新碱、多柔比星合用，治疗肾母细胞瘤（Wilms 瘤）；与氟尿嘧啶合用，治疗绒毛膜上皮癌及恶性葡萄胎；与环磷酰胺、长春碱、博来霉素、顺铂合用，治疗睾丸肿瘤；与多柔比星、环磷酰胺、长春新碱合用，治疗软组织肉瘤、尤文瘤（Ewing 瘤）；也可用于治疗恶性淋巴瘤的联合化疗方案中。本品对横纹肌肉瘤、神经母细胞瘤及霍奇金病也有效。

（2）与放射治疗合用可提高肿瘤对放射治疗的敏感性。

三、用法与用量

静脉注射：一日 15 μg/kg，连用 5 日，3～6 周为一个疗程。

四、用药指导

（1）本品可提高放射敏感性，与放射治疗同时应用，可能加重放射治疗的降低白细胞作用和局部组织损害作用。

（2）与氯霉素、磺胺药、氨基比林合用，将加重患儿的骨髓抑制。

（3）与活疫苗（如轮状病毒疫苗）合用：由于化疗而免疫抑制的患儿，若接种活疫苗，将引起疫苗所致的严重和致命的感染。故接受免疫抑制化疗的患儿不能接种活疫苗。缓解期的白血病患儿被允许停止化疗与接种活疫苗之间至少间隔 3 个月。

（4）本品也可削弱维生素 K 的作用。

（5）水痘及带状疱疹患儿禁用。

（6）注射时如漏至血管外，应立即停止注射，以氯化钠注射液稀释，或以 1% 普鲁卡因注射液局部封闭，或用 50～100 mg 氢化可的松局部注射及温湿敷或冷敷。若发生皮肤破溃，按溃疡处理。

（7）用药前或用药期间的放疗照射野皮肤可见发红，甚至发生胶皮样变，但若先用本品再放疗，则无此现象。

（8）用药期间应加强口腔护理，以减轻口腔黏膜反应。

（9）能与葡萄糖溶液、氯化钠溶液、无菌注射液配伍；也能与别嘌呤醇等药物配伍。

（10）与含苯甲基乙醇的注射用抑菌液或含对苯基的注射用抑菌液会生成沉淀，故忌配伍。

（11）溶液配制时，将放线菌素 D 加入 1.1 mL 无菌注射用水（不含防腐剂）中形成浓度为 500 μg/mL 的溶液。这种溶液应为透明而呈金黄色。

五、制剂与规格

注射剂：① 0.1 mg；② 0.2 mg；③ 0.5 mg。

（王芳兰）

第三节　多柔比星

一、商品名或别名

阿霉素，14- 羟基柔红霉素，14- 羟基正定霉素，ADM。

二、用药指征

本品抗瘤谱较广，适用于急性白血病（淋巴细胞性和粒细胞性）、霍奇金及恶性淋巴瘤、乳腺癌、支气管肺癌（未分化小细胞性和非小细胞性）、卵巢癌、软组织肉瘤、成骨肉瘤、横纹肌肉瘤、尤文肉瘤、肾母细胞瘤、神经母细胞瘤、膀胱癌、甲状腺癌、前列腺癌、头颈部鳞癌、睾丸癌、胃癌、肝癌等。

三、用法与用量

静脉注射或静脉滴注：临用前加氯化钠注射液溶解，浓度一般为 2 mg/mL。缓慢注射，一次 50～60 mg/m^2，每 3～4 周 1 次或每周 20～30 mg/m^2，连用 3 周，停用 2～3 周后重复。每周分次用药，则心肌毒性、骨髓抑制和胃肠道反应（包括口腔溃疡）较每 3 周用药 1 次为轻。

四、用药指导

（1）与大剂量的环磷酰胺合用时，本品的一次用药剂量和用药总量均应酌减。

（2）本品可用于浆膜腔内给药和膀胱灌注，但不能用于鞘内注射。

（3）本品有蓄积毒性，累积总量不宜超过 450 mg/m^2，以免发生严重问题。

（4）药物注射时勿漏出血管外。

（5）此药很少引起肝脏或肾脏的毒性反应，但在用药后，尿可能呈现红色。

（6）任何可能导致肝脏损害的药物如与本品同用，可增加本品的肝毒性；与阿糖胞苷同用可导致坏死性结肠炎；与肝素、头孢菌素等混合应用易产生沉淀。

（7）明显黄疸或肝功能损害者、心肺功能失代偿患儿及水痘或带状疱疹患儿禁用。

（8）用药期间慎用活病毒疫苗，2 岁以下幼儿和原有心脏病患儿要特别慎用。

五、制剂与规格

注射剂：① 10 mg；② 50 mg。

（王芳兰）

第四节　表柔比星

一、商品名或别名

表阿霉素，法玛新，表比星，Pharmorubicin，EPI。

二、用药指征

本品主要用于治疗各种急性白血病和恶性淋巴瘤、支气管肺癌、卵巢癌、肾母细胞瘤、软组织肉瘤、膀胱癌、睾丸癌、前列腺癌、胃癌、肝癌（包括原发性肝细胞癌和转移性癌）以及甲状腺髓样癌等多种实体瘤。

三、用法与用量

静脉注射或静脉滴注，急性白血病，一次 20～30 mg/m^2，一日 1 次，连用 3 天，用药总量不超过 300～360 mg/m^2；淋巴瘤一次 50～75 mg/m^2，每 3～4 周 1 次。

四、用药指导

（1）本品在保存和用药时应避光。

（2）本品可经由动脉、静脉推注或滴注，也可浆膜腔内或膀胱内给药，但不能用作鞘内注射。口服无效。

（3）药液最好在输液后由侧管中冲入，避免药物外渗或漏至皮下而引起严重的组织损伤和坏死。

（4）用药期间应多饮水，用药后可给予甲氧氯普胺口服或肌内注射，以预防胃肠道反应。

（5）不能与肝素溶液混合，否则可形成沉淀；也不能长期与碱性溶液接触。

（6）不宜与地塞米松或氢化可的松琥珀酸钠同时滴注。

（7）氨茶碱与本品接触可使溶液变成紫蓝色。

（8）与头孢菌素类药物置于同一容器中可致沉淀。

（9）禁忌证参见“多柔比星”。

五、制剂与规格

注射剂：① 10 mg；② 50 mg。

（王芳兰）

第五节　长春新碱

一、商品名或别名

醛基长春碱，安可平，新长春碱，Oncovin，VCR。

二、用药指征

本品适用于急性白血病、急性淋巴细胞白血病、慢性淋巴细胞白血病、恶性淋巴瘤、生殖细胞肿瘤、小细胞肺癌、尤文肉瘤、肾母细胞瘤、神经母细胞瘤、乳腺癌、消化道癌、黑色素瘤、多发性骨髓瘤等。

三、用法与用量

静脉注射或冲入：一次 2 mg/m^2 或一次 75 μg/kg，一周 1 次。联合化疗，连续 2 周为一周期。

四、用药指导

（1）本药不能做肌内、皮下注射。本药不可做鞘内注射，因可致死。

（2）该药保存及输液时应避免日光直接照射。主要不良反应是神经毒性作用，以周围神经病变为多见。

（3）本药与叶酸合用，应先用本药，以减少毒性反应。

（4）本药可阻止甲氨蝶呤从细胞内渗出，提高后者的细胞内浓度，故合用时常先注射本药后再用甲氨蝶呤。

（5）长春新碱与 L- 天冬酰胺酶合用，可能增强神经系统及血液系统的障碍。为将毒性控制到最小，可将硫酸 VCR 在 L- 天冬酰胺酶给药前 12～24 小时以前使用。

（6）本品是一种起疱剂。在静脉给药过程中，长春新碱漏入周围组织会造成很大的刺激，故药物注射勿漏出血管外，宜采取静脉冲入法注入。一旦药液外漏，应停止输液，并予相应处理。防止药液溅入眼内，一旦发生，立即用大量氯化钠注射液冲洗，之后应用地塞米松眼膏保护。

（7）对本药或其他长春花生物碱过敏者禁用。

（8）2 岁以下儿童的周围神经的髓鞘形成尚不健全，慎用。

五、制剂与规格

注射剂：1 mL：1 mg。

（王芳兰）

第六节　顺铂

一、商品名或别名

顺氨氯铂，锡铂，方坦，Platinol，DDP。

二、用药指征

（1）本品对膀胱癌、卵巢癌、睾丸癌有较好的疗效，是治疗睾丸肿瘤最有效的药物之一。本品与博来霉素、长春新碱合用治疗播散性非精原细胞睾丸癌，可使 70% 患儿长期生存。本品与阿霉素或柔红霉素、烷化剂（如环磷酰胺）的联合治疗方案可用于治疗转移性卵巢癌。

（2）对乳腺癌、宫颈癌、子宫内膜癌、肾上腺皮质癌、胃癌、肺癌、前列腺癌、头颈部鳞癌，以及儿童的神经母细胞瘤、骨肉瘤、卵巢生殖细胞瘤、黑色素瘤均有一定的疗效。

三、用法与用量

（1）静脉滴注：一般一次 20～30 mg/m^2，连用 3～5 日为一个疗程（总量 150 mg），间隔 3 周，可重复 3～4 次；高剂量为 80～120 mg/m^2，同时配合水化和利尿，每 3～4 周 1 次，可重复 3～4 次。

（2）胸腔、腹腔注射，一次 30～60 mg，一次 7～10 日。

四、用药指导

（1）在用本品前，尤其是大剂量时，应先检查肾脏功能及听力，并注意多饮水或输液以强迫利尿。

（2）为了防止肾脏毒性，在用药前后，目前广泛采用大量输液的水化疗法，以降低顺铂的血药浓度，增加其肾脏清除率；并可加用甘露醇和呋塞米，以加速肾脏的排泄功能，减少药物在肾小管中的积聚。与妥布霉素合用，可能引起肾衰竭，尽量不合用，若必须合用，应密切监测患儿的肾功能和听力。

（3）与活疫苗（如轮状病毒疫苗）合用，将增加感染的危险性。接受免疫抑制化疗的患儿禁止注射活性疫苗。处于缓解期的肿瘤患儿，化疗结束后至少间隔 3 个月才能注射活性疫苗。

（4）禁用：①对本品或其他铂制剂过敏者；②肾功能不全者；③听力受损者；④因本药引起的外周神经病变者；⑤水痘及带状疱疹者，近期有感染者；⑥痛风或有高尿酸血症者；⑦严重骨髓抑制者；⑧脱水患儿。

五、制剂与规格

注射剂：① 10 mg；② 20 mg；③ 50 mg。

（王芳兰）

第二十一章　内分泌系统用药

第一节　可的松

一、商品名或别名

考的松，皮质素，Adreson，Cortal，Cortelan。

二、用药指征

本品主要应用于肾上腺皮质功能减退症及垂体功能减退症的替代治疗，亦可用于过敏性和炎症性疾病。

三、用法与用量

（1）滴眼液：滴眼，一次 1 滴，一日 3～4 次。

（2）眼膏：涂于结膜囊内，一次适量，一日 1 次，睡前使用。

（3）口服：一日 2.5～10 mg/kg，分 3～4 次。

（4）肌内注射：一日 5～10 mg/kg，分 2 次。

四、用药指导

（1）以下情况不宜用糖皮质激素：严重的精神病史，活动性胃、十二指肠溃疡，新近胃肠吻合术后，较重的骨质疏松，明显的糖尿病，严重的高血压，未能用抗感染药物控制的病毒、细菌、真菌感染。

（2）肾上腺皮质功能亢进，高血压病，动脉粥样硬化，心力衰竭，糖尿病，精神病，癫痫，术后，胃、十二指肠及角膜溃疡，肠道疾病，慢性营养不良均应避免使用。

（3）小儿如长期使用肾上腺皮质激素，需十分慎重，因激素可抑制患儿的生长和发育，如确有必要长期使用，应采用短效（如可的松）或中效制剂（如泼尼松），避免使用长效制剂（如地塞米松）。

（4）与制酸药合用，可减少泼尼松或地塞米松的吸收，导致疗效降低。

（5）其余参阅“氢化可的松”。

五、制剂与规格

滴眼剂：3 mL：15 mg。

眼膏剂：① 1 g：2.5 mg；② 1 g：5 mg。

片剂：5 mg。

注射剂：5 mL：125 mg。

（王芳兰）

第二节 氢化可的松

一、商品名或别名

可的索，皮质醇，氢化皮质素，氢可的松，Cortisol。

二、用药指征

（1）本品用于肾上腺功能不全所引起的疾病、类风湿性关节炎、风湿性发热、痛风、支气管哮喘等。

（2）用于过敏性皮炎、脂溢性皮炎、瘙痒症等。

（3）用于虹膜睫状体炎、角膜炎、巩膜炎、结膜炎等。

（4）用于神经性皮炎。

（5）用于结核性脑膜炎、胸膜炎、关节炎、腱鞘炎、急慢性扭伤、腱鞘劳损等。

三、用法与用量

（1）根据BNFC推荐：严重急性哮喘、血管性水肿及超敏反应，肌内注射或静脉注射。1个月～1岁的患儿，初始剂量为一次25 mg，一日3次，酌情调整。1～6岁的患儿，初始剂量为一次50 mg，一日3次，酌情调整。6～12岁的患儿，初始剂量为一次100 mg，一日3次，酌情调整。12～18岁的患儿，初始剂量为一次100～500 mg，一日3次，酌情调整。

（2）用于抗炎抗免疫：①口服，一日2.5～10 mg/kg，分3～4次给药。②1%软膏，涂于患处，一日1～2次。

四、用药指导

（1）对本品过敏者、患有癫痫或有癫痫病史者禁用；活动性消化性溃疡、较重的骨质疏松、骨折和创伤修护期、血栓性静脉炎、患有严重精神病或有此类病史、新近胃肠吻合术后、明显的糖尿病、严重的高血压，以及未能用抗菌药物控制的病毒、细菌、真菌感染等不宜使用。

（2）长期用药可引起以下不良反应：医源性库欣综合征面容和体态、体重增加、下肢水肿、皮肤紫纹、易出血倾向、创口愈合不良、痤疮、月经紊乱、肱和股骨头缺血性坏死、骨质疏松和骨折（包括脊椎压缩性骨折、长骨病理性骨折）、肌无力、肌萎缩、低血钾综合征、胃肠道刺激（恶心、呕吐）、胰腺炎、消化性溃疡和肠穿孔、儿童生长受到抑制、青光眼、白内障、良性颅内压升高综合征、糖耐量减退和糖尿病加重等。

（3）为避免发生肾上腺皮质功能减退及原有疾病症状复燃，在长期应用糖皮质激素治疗后应逐渐缓慢减量，并由原来的每日用药数次，改为每日上午用药1次，或隔日上午用药1次。

（4）本品注射液（醇型）中含50%乙醇，故必须充分稀释至0.2 mg/mL后供静脉滴注用，需大剂量用药时，应改为氢化可的松琥珀酸钠。

（5）长期服用糖皮质激素可发生失钾、缺钙、负氮平衡和垂体肾上腺皮质轴功能的抑制，应补充钾和钙、高蛋白饮食，必要时配合蛋白同化激素等，并限制糖的摄入，同时及早采取保护肾上腺皮质功能的措施，如隔日疗法和定期ACTH兴奋等。

（6）维生素A可消除本品所致创面愈合延迟，但也影响本品的抗炎作用。本品还可拮抗维生素A中毒时的全身反应。

（7）维生素 C 可防治本品引起的皮下出血反应，维生素 E、维生素 K 可增强本品的抗炎效应，减轻撤药后的反跳现象。

（8）本品与降糖药如胰岛素合用时，因可使糖尿病患儿血糖升高，应适当调整降糖药剂量。

（9）本品使疫苗抗体形成减少，降低免疫效价，故接种疫苗前后 2 周内禁用本品。

五、制剂与规格

片剂：① 40 mg；② 10 mg。

注射剂：① 2 mL：10 mg；② 5 mL：25 mg；③ 20 mL：100 mg。

注射用琥珀酸钠盐：① 67.5 mg（相当于氢化可的松 50 mg）；② 135 mg（相当于氢化可的松 100 mg）。

乳膏剂：① 10 g：100 mg；② 10 g：50 mg。

（王芳兰）

第三节　泼尼松

一、商品名或别名

强的松，去氢可的松，Meticorten，Deltacortone，PED。

二、用药指征

本品在临床上可用于各种急性严重细菌感染、严重的过敏性疾病、结缔组织疾病（红斑狼疮、结节性动脉周围炎等）、风湿病、肾病综合征、严重的支气管哮喘、血小板减少性紫癜、粒细胞减少症、急性淋巴性白血病、各种肾上腺皮质功能不足症、剥脱性皮炎、天疱疮、神经性皮炎、湿疹等。

三、用法与用量

（一）口服

本品用于系统性红斑狼疮，溃疡性结肠炎、肾病综合征、自身免疫性贫血等，一日 1～2 mg/kg，最大量 60 mg；用于药物皮炎，支气管哮喘、荨麻疹等过敏性疾病，一日 20～40 mg，症状减轻后逐渐减量，每隔一日减少 5 mg；用于急性淋巴性白血病及恶性淋巴瘤，一日 1～2 mg/kg。

（二）滴眼

一次 1～2 滴，一日 2～4 次。

四、用药指导

（1）肾上腺皮质激素过敏者、真菌和病毒感染患儿禁用本品。

（2）下列疾病患儿不宜使用：高血压、血栓症、胃与十二指肠溃疡、精神病、骨质疏松症、电解质异常、青光眼等。

（3）酮康唑可增加本品血药浓度，使疗效及不良反应增加。

（4）氢氧化铝和 / 或氢氧化镁可吸附泼尼松，降低口服泼尼松的生物利用度，使泼尼松的作用减弱。

（5）与卡马西平同时应用，可加速本品的代谢，从而使疗效降低。

（6）对于肝功能不全的患儿，前体药物泼尼松可加重肝脏的损伤，应避免使用，可改用泼尼松龙，以减少肝脏负担。

五、制剂与规格

片剂：5 mg。

眼膏剂（0.5%）：3 g：15 mg。

滴眼剂（0.5%）：① 5 mL；② 10 mL。

（王芳兰）

第四节　泼尼松龙

一、商品名或别名

氢化泼尼松，强的松龙，百利特，去氧 11－羟基皮质酮，风湿宁，Deltacortef，Hydroprednisone，Meticortelon。

二、用药指征

本品主要用于严重的细菌感染和严重的过敏性疾病、血小板减少性紫癜、粒细胞减少症、严重皮肤病、器官移植的免疫排斥反应、肿瘤的治疗及对糖皮质激素敏感的眼部炎症等。

三、用法与用量

（1）口服：一日 1～2 mg/kg，分 2～3 次。

（2）静脉注射或静脉滴注：用于过敏性、自身免疫性及炎症性疾病，泼尼松龙磷酸酯钠一次 10～20 mg。

（3）肌内或关节腔内注射：一次 5～25 mg，用量依关节大小和用药部位而定，应在无菌条件下操作，以防引起感染。

（4）滴眼：一次 1 滴，每 1～2 小时 1 次。

四、用药指导

（1）关节腔或软组织内注射应在无菌条件下操作，以防引起感染。

（2）本品可直接发挥效应，无须经肝脏转化，可用于肝功能不全患儿。

（3）由于本品盐皮质激素活性很弱，故不适用于肾上腺皮质功能不全症。

（4）与抗生素并用于细菌感染性疾病时，应在抗生素使用后用，停药应在停用抗生素之前，以免掩盖症状，延误治疗，尤其对结核病活动期者慎用。

（5）泼尼松龙磷酸钠水溶性强，作用快速，可供肌内注射、静脉注射和静脉滴注；醋酸泼尼松龙为混悬液吸收缓慢，可供肌内和关节腔内注射。

（6）使用滴眼液时当炎症控制时减少用药频次。不宜中途停止治疗，应当逐步减量停药。

（7）其余参阅“氢化可的松”。

五、制剂与规格

片剂：5 mg。

注射剂（磷酸酯钠盐）：5 mL：125 mg。

注射剂（醋酸盐）：① 1 mL：25 mg；② 5 mL：125 mg。

滴眼剂（1%）：5 mL：50 mg。

（王芳兰）

第二十二章　调节水、电解质和酸碱平衡药

第一节　氯化钠

一、商品名或别名

盐水。

二、用药指征

各种原因所致的失水，包括低渗性、等渗性和高渗性失水；高渗性非酮症糖尿病昏迷，应用等渗或低渗氯化钠可纠正失水和高渗状态；低氯性代谢性碱中毒；外用生理盐水冲洗眼部、洗涤伤口等；还用于产科的水囊引产。

三、用法与用量

（1）高渗性失水：在 24～48 小时内补入，控制补液速率为每小时 3～5 mL/kg，同时需注意，在开始治疗的 48 小时内，血 Na^+ 浓度下降速率小于等于每小时 0.5 mmol/L，同时需要根据心、肺、肾功能随时调整补液量和速率，并注意维持血渗透压在 280～320 mOsm/L。

（2）等渗性失水：应注意防止高氯血症出现，可以考虑使用 0.9% 氯化钠溶液和 5% 碳酸氢钠溶液按 2∶1 比例进行补充，但要以血气分析中剩余碱量来决定使用碳酸氢钠的剂量。

（3）低渗性失水：当血钠低于 120 mmol/L 时或出现中枢神经系统症状时，可给予 3%～5% 氯化钠注射液缓解滴注。一般要求在 6 小时内将血钠浓度提高至 120 mmol/L 以上。补钠量（mmol/L）=［142– 实际血钠浓度（mmol/L）］× 体重（kg）×0.2。待血钠回升至 120～125 mmol/L 以上，可改用等渗溶液或等渗溶液中酌情加入高渗葡萄糖注射液或 10% 氯化钠注射液。

（4）低氯性碱中毒：给予 0.9% 氯化钠注射液或复方氯化钠注射液（林格液），一次 10～20 mL/kg，按照每小时 3～5 mL/kg 的速率补充，以后根据碱中毒情况决定用量。

（5）外用，用 0.9% 氯化钠溶液洗涤伤口、冲洗眼部。

四、用药指导

（1）如所应用氯化钠注射液是高渗的，用前须稀释至 0.9% 浓度。

（2）应用前宜详细检查药液、包装的瓶身、瓶口是否松动、破裂或浑浊。

（3）与乳糖酸红霉素、培氟沙星、磷霉素钠、多黏菌素 B、多黏菌素 E、两性霉素 B、地西泮、利血平、甘露醇、苯巴比妥钠、促皮质素、能量合剂、安吖啶等配伍可出现浑浊、沉淀、变色和活性降低。

五、制剂与规格

0.9% 氯化钠注射液：① 50 mL；② 100 mL；③ 150 mL；④ 250 mL；⑤ 500 mL。

10% 浓氯化钠注射液：10 mL。

（王芳兰）

第二节　氯化钾

一、商品名或别名

补达秀，施乐凯，舒立达，Camcopot。

二、用药指征

（1）预防低钾血症。若患儿存在失钾情况，尤其是发生低钾血症对患儿危害较大（如使用洋地黄类药物的患儿），或有进食不足、严重或慢性腹泻、长期服用肾上腺皮质激素、失钾性肾病、Bartter 综合征时，需预防性补充钾盐。

（2）治疗各种原因引起的低钾血症，如进食不足、呕吐、严重腹泻、使用排钾利尿药、低钾性家族性周期性瘫痪、长期应用糖皮质激素和使用高渗葡萄糖等。

（3）治疗洋地黄类药物中毒引起的频发、多源性期前收缩或快速性心律失常。

三、用法与用量

（一）口服

一次 50～100 mg/kg，一日 3 次，餐后服用；缓释片，一次 0.25～1 g，早、晚各 1 次。

（二）静脉滴注

低钾血症，一日 0.15～0.3 g/kg。用量和滴速应视年龄、体重和病情需要而定。静脉滴注时需先用 5% 或 10% 葡萄糖注射液稀释至 0.2%～0.3%，滴注速度宜缓慢。

四、用药指导

（1）为减少本品口服液及非糖衣片对胃肠道的刺激，可将口服液稀释于温开水或饮料中服用，或餐后服用；片剂应整片吞服，不得嚼碎。

（2）静脉滴注适用于严重低钾血症或不能口服者。轻型低钾血症梗阻、慢性胃炎、溃疡病、食管狭窄、憩室、肠张力缺乏、溃疡性肠炎者等不宜口服补钾（因此时钾对胃肠道的刺激增加，可加重病情）。

（3）静脉补钾时滴注钠盐和高浓度葡萄糖可降低钾的作用，故需迅速纠正低钾血症时，应以 5% 葡萄糖溶液稀释本品。

（4）合用含钾药物和保钾利尿药时，发生高钾血症的机会增多，尤其是有肾功能不全者。同时滴注库存血（血液库存 10 日以下含钾为 30 mmol/L，库存 10 日以上含钾可达 65 mmol/L）时，发生高钾血症的机会也增多，应予注意。

（5）静脉补钾浓度一般不超过 40 mmol/L（0.3%），速度不超过 0.75 g/h（10 mmol/h），否则不仅可引起局部疼痛，且有导致心脏停搏的危险。在使用高浓度钾治疗体内缺钾引起的严重快速性室性心律失常时，应在心电图监护下给药。

（6）在低血钾浓度未得到纠正前，尤其是应用洋地黄类药物治疗时，不应突然停止补钾。

（7）无尿或血钾过高时禁用。

五、制剂与规格

片剂：① 0.25 g；② 0.5 g。

缓释片剂：0.5 g。

胶囊剂：① 0.6 g；② 0.75 g。

口服溶液剂：100 mL：10 g。

颗粒剂：1.6 g（相当于钾 0.524 g）。

注射剂：① 10 mL：1 g；② 10 mL：1.5 g。

（王芳兰）

第三节　小儿电解质补给注射液

一、用药指征

本品可补充热能和体液。

二、用法与用量

小儿输液速度为每小时 50～100 mL。可根据患儿的年龄、症状和体重酌情调节。

三、用药指导

（1）糖尿病及酮症酸中毒未控制患儿及高血糖症高渗状态禁用。

（2）定期检查：①血清钠、钾、氯浓度；②血液酸碱平衡指标；③肾功能；④血压和心肺功能。

（3）对于新生儿、早产儿，急速静脉滴注（每小时超过 100 mL）有致水潴留的可能。

（4）糖尿病酮症酸中毒患儿在治疗中由于输入葡萄糖盐水过多，有发生医源性高渗性非酮症性昏迷的可能。

四、制剂与规格

注射剂：100 mL：3.75 g（葡萄糖），0.225 g（盐水）。

（王芳兰）

第四节　口服补液盐

一、商品名或别名

ORS。

二、用药指征

本品可治疗和预防急 / 慢性腹泻造成的轻度脱水。

三、用法与用量

临用时，将本品溶于 250 mL 或 500 mL 温开水中，随时口服。

四、用药指导

（1）胃肠道不良反应可见恶心、刺激感，多因未按规定溶解本品，由于浓度过高而引起。

（2）腹泻停止后应立即停用。

（3）婴幼儿应用本品时需少量多次给予。

（4）下列情况禁用：少尿或无尿、严重腹泻或呕吐、葡萄糖吸收障碍、肠梗阻、肠麻痹及肠穿孔。

五、制剂与规格

口服补液盐Ⅰ：14.75 g（葡萄糖 11 g，氯化钠 1.75 g，氯化钾 0.75 g，碳酸氢钠 1.25 g）。口服补液盐Ⅱ：13.95 g（无水葡萄糖 10 g，氯化钠 1.75 g，氯化钾 0.75 g，枸橼酸钠 1.45 g）。口服补液盐Ⅲ：5.125 g（无水葡萄糖 3.375 g，氯化钠 0.65 g，氯化钾 0.375 g，枸橼酸钠 0.725 g）。

（王芳兰）

第五节　葡萄糖

一、商品名或别名

右旋糖。

二、用药指征

（1）补充热能和体液，用于各种原因引起的进食不足或大量体液丢失（如呕吐、腹泻等），全静脉内营养，饥饿性酮症。

（2）低血糖症。

（3）高钾血症。

（4）高渗溶液用作组织脱水剂。

（5）配制腹膜透析液。

三、用法与用量

口服：营养补充，视病情需要而定。

静脉注射或静脉滴注：视病情而定。静脉滴注，低血糖，0.5 g/kg；高钾血症，0.5 g/kg，加胰岛素 0.1 U/kg，静脉滴注 2 小时。

四、用药指导

（1）输注葡萄糖液时不宜与血液混合，否则易发生红细胞凝聚和溶血。

（2）葡萄糖有吸湿性，并易发霉，特别是夏天细菌易于繁殖，故在配制注射液时要注意无菌操作和消毒。

（3）冬季在注射前应将液体加热至与体温相近的温度，再徐徐注入静脉，可避免血管痉挛和减少输液不良反应。

（4）高渗溶液应缓慢静脉注射，避免渗漏至血管外。

（5）水肿、严重心肾功能不全及肝硬化腹水者，易致水潴留，应控制输液量，心功能不全者尤应控制滴速。

（6）下列情况禁用：①糖尿病酮症酸中毒未控制者。②高血糖非酮症性高渗状态。③葡萄糖－半乳糖吸收不良症（避免口服）。

五、制剂与规格

注射剂：① 50%：20 mL；② 5%：50 mL、100 mL、150 mL、250 mL、500 mL；

③ 10%：50 mL、100 mL、150 mL、250 mL，500 mL。

葡萄糖粉剂：① 250 g；② 500 g。

（王芳兰）

第六节　腹膜透析液

一、商品名或别名

Dianeal，Capd。

二、用药指征

（1）急性肾衰竭。

（2）慢性肾衰竭。

（3）急性药物或毒物中毒。

（4）顽固性心力衰竭。

（5）顽固性水肿。

（6）电解质紊乱及酸碱平衡失调。

三、用法与用量

腹膜透析：一次 40 mL/kg。用量、透析次数及间隔时间依患儿年龄、病情、体重和分解代谢等而定。

四、用药指导

（1）严重肠胀气、高度脱水、周围循环衰竭、腹壁皮肤感染、腹腔内脏创伤或炎症、肠粘连、腹部术后、恶病质、肺部病变等禁用。

（2）严防使用过程中污染。

（3）注意腹膜透析的并发症，如腹痛、腹膜炎、脱水、电解质紊乱、蛋白质及其他营养丢失、腹膜粘连、出血、透析管阻塞、透析管周围渗漏、失衡综合征等。

五、制剂与规格

注射剂（乳酸盐）：① 1000 mL；② 2000 mL。

（王芳兰）

第二十三章　解毒药

第一节　碘解磷定

一、商品名或别名

解磷定，碘磷定，派姆。

二、用药指征

本品用于有机磷中毒的解毒，但其作用有一定选择性，如对 1605（乙基对硫磷）、1059（内吸磷）、特普、碘依可酯的疗效较好；而对敌敌畏、乐果、美曲磷酯的效果较差或无效；对二嗪农、甲氟磷、丙胺氟磷及八甲磷中毒则无效。

三、用法与用量

静脉注射或静脉滴注：轻度中毒，一次 15 mg/kg，必要时 2～4 小时重复 1 次；中度中毒，一次 20～30 mg/kg，每 2 小时重复 1 次；重度中度，一次 30 mg/kg，如无效可每 1 小时重复 1 次，以葡萄糖液或生理盐水稀释后静脉滴注或缓缓静脉注射。

四、用药指导

（1）碘过敏者禁用本品。

（2）本类解毒药仅对形成不久的磷酰化胆碱酯酶有作用，但如经过数小时，磷酰化胆碱酯酶已“老化”，酶活性即难以恢复。故应用此类药物治疗有机磷中毒时，中毒早期用药效果较好，治疗慢性中毒则无效。

（3）本类解毒药对轻度有机磷中毒，可单独应用本品或阿托品以控制症状；中度、重度中毒时则必须合并应用阿托品，对体内已蓄积的乙酰胆碱几乎无作用。

（4）在体内迅速分解，维持时间较短，应视病情反复给药。

（5）在碱性溶液中易水解为氰化物，忌与碱性药物配伍。

（6）注射用粉剂较难溶，可加温至 40～50 ℃或振摇。

五、制剂与规格

注射剂：20 mL：0.5 g。

（王芳兰）

第二节　亚甲蓝

一、商品名或别名

次甲蓝，美蓝。

二、用药指征

大剂量（5～10 mg/kg）本品用于氰化物中毒的治疗，但疗效不及亚硝酸盐；小剂量

（1～2 mg/kg）可以治疗亚硝酸盐、氯酸盐、配类、醌亚胺类、苯胺及硝基苯等引起的高铁血红蛋白血症。

三、用法与用量

静脉注射：①亚硝酸盐或苯胺类中毒，一次 1～2 mg/kg，如 1～2 小时或以后症状不减轻或重现，可重复 1 次；②氰化物中毒，一次 5～10 mg/kg，用 25%～50% 葡萄糖液稀释成 1% 溶液，于 10～15 分钟缓慢静脉注射，每 30～60 分钟 1 次，再给予硫代硫酸钠静脉注射交替使用。

四、用药指导

（1）本品不可用于皮下或肌内注射，否则会引起组织坏死；也不能鞘内注射，以免导致瘫痪。

（2）应用本品治疗高铁血红蛋白血症，一日用量大约 120 mg 即可，重症者可用 2～3 日；不需大量反复应用，因为本品的完全排泄需要 3 ～5 日，大量反复应用可导致体内蓄积而出现不良反应。

（3）用药后尿液可呈蓝色，排尿时可有尿道口刺痛感。

五、制剂与规格

注射剂：① 2 mL：20 mg；② 5 mL：50 mg；③ 10 mL：100 mg。

（王芳兰）

第三节　硫代硫酸钠

一、商品名或别名

次亚硫酸钠，大苏打，海波。

二、用药指征

本品主要用于氰化物中毒，亦用于砷、汞、铅、铋、碘等中毒。

三、用法与用量

（一）治疗氰化物中毒

静脉注射，一次 0.25～0.5 g/kg，一日 1 次，缓缓注射，必要时 30～60 分钟或以后可重复半量或全量。

（二）治疗砷、汞、铅、铋、碘等中毒

肌内注射，一次 10～20 mg/kg，一日 1 次，一个疗程 10～14 天。

四、用药指导

（1）由于本品解毒作用较慢，须先使用作用迅速的亚硝酸钠、亚硝酸异戊酯或亚甲蓝抢救。

（2）静脉注射不宜过快，以免引起血压下降。

（3）不可与亚硝酸钠混合使用。

（4）口服氰化物中毒可用 5%～10% 本品溶液洗胃。

五、制剂与规格

注射剂：① 10 mL：0.5 g；② 20 mL：1.0 g；③ 20 mL：10 g。

（王芳兰）

第四节　乙酰胺

一、商品名或别名

解氟灵。

二、用药指征

本品是氟乙酰胺（有机氟杀虫农药）中毒的解毒药，具有延长中毒潜伏期、减轻发病症状或制止发病的作用。

三、用法与用量

肌内注射：一日 0.1～0.3 g/kg，分 2～4 次使用，连用 5～7 日。

四、用药指导

（1）所有氟乙酰胺中毒患儿，包括可疑中毒者，无论发病与否，都应及时给予本品，尤其在早期，应给予足量。

（2）肌内注射可引起局部疼痛，需加普鲁卡因以减轻疼痛。

（3）若出现血尿应予停药。应用糖皮质激素可减轻血尿。

五、制剂与规格

注射剂：5 mL：2.5 g。

（王芳兰）

第五节　纳洛酮

一、商品名或别名

烯丙羟吗啡酮，Narcan。

二、用药指征

本品用于阿片类及其他镇痛药的急性中毒；亦可用于乙醇、地西泮等非阿片类药物的中毒及各种原因所致休克。

三、用法与用量

皮下、肌内注射或静脉注射：用吗啡基础麻醉后促进自主呼吸恢复一次 1.3～3 μg/kg；阿片类药物中毒一次 5～10 μg/kg，必要时 2～3 分钟可根据病情重复给药 1 次。

四、用药指导

（1）对本品过敏者、新生儿禁用。

（2）本品作用时间短，一旦其作用消失，可使患儿陷入昏睡和呼吸抑制，用药应注意维持药效。

（3）因本品可引起心率改变、血压升高，血压过高或过低者慎用，同时密切注意患儿的呼吸、血压、心率、心律，宜及时采取相应的措施。

（4）对阿片类药有依赖性者可诱发戒断症状。阿片类及其他麻醉性镇痛药成瘾者，注射本品后立即出现戒断症状，因此要注意掌握剂量。药液稀释后宜在 24 小时内用毕。

五、制剂与规格

注射剂：① 0.4 mg；② 1.0 mg；③ 2.0 mg。

（王芳兰）

第六节　氟马西尼

一、商品名或别名

氟马尼，安易醒，来醒。

二、用药指征

（1）本品可终止苯二氮䓬类药诱导、维持的全身麻醉。

（2）苯二氮䓬类药中毒的诊断与解毒。

（3）暂时性改善肝性脑病的精神状态。

三、用法与用量

静脉注射：常用量为0.01 mg/kg，若注射45秒后未达预期效果，可间隔60秒重复给药，每次给药时间应大于15秒，最大剂量为0.05 mg/kg或较低剂量1 mg。

四、用药指导

（1）较长时间应用苯二氮䓬类药控制癫痫发作的癫痫患儿及麻醉后肌松药作用尚未消失的患儿禁用。

（2）肝损伤患儿需逐渐调整剂量。

（3）在用本品解救苯二氮䓬类过量中毒时，应同时注意呼吸和心血管功能，必要时进行人工呼吸，维持血容量及心脏功能，并采取措施促进药物经尿排泄。

五、制剂与规格

注射剂：① 5 mL：0.5 mg；② 10 mL：1 mg。

（王芳兰）

第二十四章　消毒药

第一节　碘酊

一、商品名或别名

碘酒。

二、用药指征

2% 碘酊用于皮肤消毒；5% 碘酊用于毛囊炎、甲癣、传染性软疣。

三、用法与用量

（一）皮肤消毒

皮肤消毒用 2% 碘酊。术野消毒用 3%～5% 碘酊，消毒部位从内到外涂搽 1 分钟，然后用 75% 的乙醇从内到外擦尽剩余的碘。

（二）饮水消毒

2% 碘酊 2～4 滴加入 500 mL 待饮水中，混匀，放置 15 分钟即可。

（三）传染性软疣

应先以镊子夹去疣体，然后外涂碘酊。

（四）头癣治疗

患儿应剃去头发，白天外用头癣软膏，晚上洗头后外涂碘酊。

四、用药指导

（1）碘对黏膜有刺激作用，因此不能用于黏膜部位。

（2）本品的稀释溶液对组织无毒性，但对伤口有刺激性。

（3）碘酊的皮肤涂搽可引起全身皮疹反应和高热。

（4）对碘过敏者禁用。

（5）禁忌与碱、生物碱、水合氯醛、硫代硫酸钠、汞盐、淀粉配伍。

五、制剂与规格

酊剂：①含碘 2%、碘化钾 1.2%；②含碘 3%、碘化钾 1.8%；③含碘 5%、碘化钾 3%。

（王芳兰）

第二节　聚维酮碘

一、商品名或别名

碘伏，强力碘，三碘甲烷，PVP–I。

二、用药指征

本品用于化脓性皮炎、皮肤真菌感染、小面积轻度烧烫伤，也用于小面积皮肤、黏膜创口的消毒。

三、用法与用量

（1）用于小伤口感染及手术操作前后的皮肤消毒：用棉签蘸取少量10%聚维酮碘乙醇溶液，由中心向外周局部涂搽。一日1～2次。

（2）用于皮肤清洁：5%聚维酮碘局部涂搽。

四、用药指导

（1）创面过大者不宜用。

（2）有机物可降低其作用。

（3）对手术刀等碳钢类器械有腐蚀作用。

（4）烧伤面积大于20%者禁用。

（5）极个别病例用药时创面黏膜局部有轻微短暂刺激，片刻后即自行消失，无须特别处理。

五、制剂与规格

溶液剂：① 1%；② 5%；③ 7.5%；④ 10%。

（王芳兰）

第三节　过氧化氢

一、商品名或别名

双氧水。

二、用药指征

本品适用于清洗化脓性创面、皮肤溃疡等，尤其适用于厌氧菌感染及气性坏疽的创面。还可辅助治疗急性坏死性溃疡性牙龈炎、牙周炎及冠周炎。

三、用法与用量

（1）清洗创面：用棉球蘸3%过氧化氢溶液后清洗创面，也可冲洗或湿敷。

（2）含漱：1%溶液，一次10～15 mL，一日3～4次。

（3）冲洗：3%溶液，龈袋或牙周袋冲洗。

（4）湿敷：将浸有溶液的消毒纱布覆盖于局部损害处10～20分钟，一日2～3次。

四、用药指导

（1）本品对皮肤黏膜有腐蚀性，可形成白色焦痂。

（2）1%～3%过氧化氢漱口还可用于溃疡性咽峡炎、坏死性牙龈炎、口炎等。

（3）冲洗根管、龈袋和牙周袋时，注意压力不可以过大，以免气泡和感染物进入根尖孔外的组织，引起疼痛和感染扩散。

（4）连续使用本品漱口可引起可逆性的舌乳头肥大。

（5）长期使用本品含漱，应与碳酸氢钠溶液交替含漱，以中和酸性不良反应。

五、制剂与规格

溶液剂：① 1%；② 3%。

（王芳兰）

第四节　高锰酸钾

一、商品名或别名

PP，灰锰氧，过锰酸钾。

二、用药指征

本品用于急性皮炎或急性湿疹（特别是继发感染时）的湿敷或清洗，清洁溃疡、脓肿或伤口，还可用于毒蛇咬伤以及痔疮坐浴。

三、用法与用量

临用前配制成 1∶5000（取 1 片加水 500 mL）高锰酸钾溶液用于湿敷、清洗或坐浴。

（1）急性皮炎或急性湿疹继发感染用 0.025% 溶液进行湿敷，持续放置 0.5～1 小时，一日 3～5 次，若皮损广泛、渗出液多，可用药浴。

（2）冲洗溃疡或脓疡用 0.1% 溶液。

（3）处理毒蛇咬伤用 0.1% 溶液。

（4）消毒水果、蔬菜及食具：0.1% 溶液浸泡 5 分钟。

四、用药指导

（1）本品仅供外用，切忌口服。

（2）本品水溶液易变质，故应临用前用温水配制，并立即使用。

（3）配制时不可用手直接接触本品，以免被腐蚀或染色，切勿使本品误入眼中。

（4）应严格按用法与用量使用，如浓度过高，会损伤皮肤和黏膜。

（5）长期使用本品易使皮肤着色，停用后可逐渐消失。

（6）用药部位如有灼烧感、红肿等，应停止用药，并将局部药物洗净，必要时咨询医师。

（7）对本品过敏者禁用，过敏体质者慎用。

（8）请将本品放在儿童不能接触的地方。

（9）儿童必须在成人监护下使用。

五、制剂与规格

粉剂：5 g。

外用片剂：0.1 g。

（王芳兰）

第五节　硼酸

一、商品名或别名

亚硼酸，正硼酸，焦硼酸。

二、用药指征

洗液适用于皮肤、黏膜、伤口、眼、口腔、膀胱、阴道冲洗消毒，亦用于伴有渗液的湿疹、皮炎创面冲洗、湿敷及涂搽。

三、用法与用量

冷热敷：一日数次。

四、用药指导

（1）湿敷不能超过体表面积的三分之一；若皮损面积较大，尤其有糜烂时，不宜用本品湿敷，以免硼酸大量吸收而引起毒性反应。

（2）湿敷时应定时更换湿润纱布，保持适宜的温度、湿度，保证无菌。

（3）婴儿禁用。

五、制剂与规格

溶液剂：2%～4%。

粉剂：500 g。

（王芳兰）

第二十五章　皮肤科用药

第一节　维 A 酸

一、商品名或别名

艾力可，维甲酸，维生素 A 酸，维特明。

二、用药指征

（1）本品用于寻常痤疮（对重症脓疮型和囊肿性结节型无效）。

（2）用于角化障碍病如板层状鱼鳞病、毛囊角化病、扁平疣等。

（3）用于银屑病、扁平苔藓（包括口腔扁平苔藓）、白斑、毛发红糠疹和面部单纯糠疹等，也可用于多发性寻常疣。

三、用法与用量

外用：涂于患处，每晚 1 次。一日量不应超过 20 g。

四、用药指导

（1）本品治疗痤疮，起初数周症状可暂加剧，需继续治疗，有的治疗效果在 2～3 周后出现，一般治疗 6 周以上可达到最大疗效，亦有需连续治疗至少 3 个月者。

（2）如患儿采用脱屑药治疗，需待脱屑药的作用消失后才使用本品。

（3）当与过氧苯甲酰合用时（治疗重度寻常痤疮），应早晚交替使用。而本品与过氧苯甲酰在同一时间、同一部位外用有物理性配合禁忌。

（4）本品用以治疗板层状鱼鳞病时，可采用每日或隔日用药的方案。

（5）本品治疗毛囊角化病时，可采用有效的最低浓度，或同时外用类固醇，以减少刺激。

（6）本品治疗扁平疣时，开始每天以低浓度外用，如无效，可增加浓度或涂药次数。

（7）本品应避免与其他抗角化药（如水杨酸等）同用。如为增加疗效而使用抗角化药和全身应用的抗生素，应与本品错开给药时间。

（8）使用时应避免接触眼、鼻腔黏膜。

（9）用药部位应避免强烈阳光照射，故本品宜夜间使用。

（10）外用应避免使用于皮肤较薄的皱褶部位，并应注意浓度不宜过高（0.3% 以下较为适宜），以免引起红斑、脱皮、灼热或微痛等局部刺激。这些反应如果轻微，应坚持继续治疗。如果反应严重，应即刻停药。

（11）急性和亚急性皮炎、湿疹类皮肤病禁用。

五、制剂与规格

乳膏剂：① 0.025%；② 0.05%；③ 0.1%。

凝胶剂：① 0.1%；② 0.025%。

（王芳兰）

第二节　卤米松

一、商品名或别名

卤美松，适确得，澳能。

二、用药指征

本品适用于对局部肾上腺皮质激素类药有反应的皮肤病。①霜剂：适用于治疗下列不同病因引起的急性湿疹性病状，如急性接触性湿疹（急性接触性皮炎）、内源性湿疹的急性转坏（体质性湿疹、物应性皮炎、神经性皮炎）、钱币形湿疹（钱币形皮炎）、皮脂溢出性湿疹（皮脂溢出性皮炎）等。②软膏：适用于治疗下列不同病因引起的慢性湿疹性病症，如慢性接触性湿疹（慢性接触性皮炎）、皮脂内源性湿疹（慢性体质性湿疹、慢性接触性皮炎）、慢性神经性皮炎、钱币形湿疹（钱币形皮炎）、皮脂溢出性湿疹（皮脂溢出性皮炎）、慢性单纯苔藓（局部神经性皮炎）和普通银屑病。

三、用法与用量

除有医生特别指示外，一般应将适量的本品霜剂涂于患处，一日 1 或 2 次，并做轻度按摩。通常并不需加覆保护性敷料。如无理想效果，可暂抹用封闭性敷料以增强疗效。

四、用药指导

（1）本品长期应用可出现皮肤萎缩、毛细血管扩张、色素沉着及毛发增生等。

（2）大面积使用、皮肤破损、封包治疗可造成大量吸收，而引起全身性反应。

（3）不可用于眼部，勿接触眼结膜。

（4）面部或皱褶部位慎用，且只能短期使用。

（5）对于幼儿及儿童，避免长期连续治疗，以避免肾上腺轴抑制的发生。连续性治疗不应超过 2 周；2 岁以下的儿童，治疗不应超过 1 周。

（6）用药的皮肤面积勿超过体表面积的 10%，大面积不应使用封包疗法。

（7）禁用于结核菌、细菌、病毒、真菌、螺旋体感染性皮肤病。

五、制剂与规格

霜剂：10 g：5 mg。

软膏剂：15 g：7.5 mg。

（王芳兰）

第三节　地奈德

一、商品名或别名

地奈德软膏，力言卓。

二、用药指征

本品适用于对皮质类固醇治疗有效的各种皮肤病，如接触性皮炎、神经性皮炎、脂溢性皮炎、湿疹、银屑病、扁平苔藓、单纯性苔藓、汗疱疹等引起的皮肤炎症和皮肤瘙痒的治疗。

三、用法与用量

将本品均匀涂搽于患处，一日 2～4 次。银屑病及其他顽固性皮肤病可采用地奈德封包治疗，若发生感染则应结束封包，并使用适当抗菌药物治疗。

四、用药指导

（1）本品仅供外用，避免接触眼睛。

（2）皮肤治疗区域的密闭性包扎、覆盖应在医生指导下进行。

（3）在尿布覆盖区域使用皮质激素治疗的儿童不宜使用紧束的尿布和塑料裤，因为这样会在局部造成密闭的环境。

（4）肝药酶诱导剂如苯巴比妥、苯妥英钠等可使糖皮质激素的代谢加快。

五、制剂与规格

软膏剂：15 g。

（王芳兰）

第四节　复方多黏菌素 B

一、商品名或别名

孚诺。

二、用药指征

（1）本品用于预防割伤、擦伤、烧烫伤、手术伤口，小面积皮肤创口感染，属急救药类。

（2）各种细菌性皮肤感染的治疗，如脓疱疮、疖肿、毛囊炎、须疮、甲沟炎，原发性皮肤细菌感染，以及湿疹、单纯性疱疹、脂溢性皮炎、溃疡合并感染、创伤合并感染，继发性感染。同时，若鼓膜不穿孔，复方多黏菌素 B 软膏还可用于中耳炎的治疗。

三、用法与用量

外用：局部涂于患处。一日 2～4 次，5 天为一个疗程。

四、用药指导

（1）应避免在大面积烧伤面、肉芽组织或表皮脱落的巨大创面使用本品。

（2）当患儿有肾功能减退或全身应用其他肾毒性或耳毒性药物时，应注意有产生毒性的可能。

（3）患儿如有血尿、排尿次数减少、尿量减少或增多，肾毒性症状或耳鸣、听力减退，耳毒性症状，应慎用本品。

（4）2 岁以下儿童用药遵医嘱。

五、制剂与规格

软膏剂：10 g（含 50000 单位硫酸多黏菌素 B、35000 单位硫酸新霉素、5000 单位杆菌肽以及 400 mg 盐酸利多卡因）。

（王芳兰）

第二十六章　五官科用药

第一节　左氧氟沙星

一、商品名或别名

可乐必妥，杰奇，海伦。

二、用药指征

本品用于治疗细菌性结膜炎、角膜炎、角膜溃疡、泪囊炎等外眼感染，以及眼科围术期的无菌化治疗。

三、用法与用量

（1）滴眼液：滴眼，一次 1 滴，一日 3～5 次。

（2）眼用凝胶：涂于结膜囊内，一次适量，一日 3 次。

四、用药指导

（1）对本品或喹诺酮类药物过敏者禁用。

（2）不推荐 1 岁以下患儿使用眼用制剂。

（3）不宜长期使用，以免诱发耐药菌或真菌感染。

（4）偶尔有轻微似蜇样的刺激症状，也有出现头痛、关节炎的报道。

五、制剂与规格

滴眼剂：① 5 mL：25 mg；② 8 mL：24 mg。

眼用凝胶剂：5 g：15 mg。

（王芳兰）

第二节　妥布霉素

一、商品名或别名

托百士，佳诺泰，艾若。

二、用药指征

本品用于外眼及眼附属器敏感菌株的抗感染治疗，以及眼科围术期的无菌化治疗。

三、用法与用量

（1）滴眼液：滴眼，对轻度及中度感染的患儿，一次 1 滴，4 小时 1 次；对重症患儿，1 小时 1 次。

（2）眼膏：对轻度及中度感染的患儿，一次适量，涂入患眼结膜囊内，一日 2～3 次。病情缓解后适当减量。

（3）妥布霉素滴眼液可与眼膏联合使用，即白天滴用滴眼液，晚上涂用眼膏。

四、用药指导

（1）本品不能用于眼内注射。局部用氨基糖苷类可能会出现过敏，如出现过敏，应停止用药。

（2）不宜长期使用，如出现二重感染，应及时给予适当治疗。

（3）滴眼剂：置于 8～30 ℃保存。用后关紧瓶盖。开盖 1 个月后不再使用。

五、制剂与规格

滴眼剂：5 mL： 15 mg。

眼膏剂：10 g ： 50 mg。

（王芳兰）

第三节　红霉素

一、商品名或别名

福爱力，红丝菌素，美红。

二、用药指征

（1）本品用于儿童衣原体和支原体感染，用药以局部治疗为主，常用0.5%～1%眼药膏。

（2）沙眼衣原体感染、敏感菌引起的细菌性结膜炎、眼睑缘炎及眼外部感染等。

（3）内眼感染。

三、用法与用量

（1）局部结膜下注射 1～2 mg/0.5 mL，隔日 1 次；前房内注射 0.1～0.2 mg/0.1 mL；玻璃体内注射 0.1～0.2 mg/0.1 mL。

（2）涂于结膜囊内，一次适量，一日 2～3 次，每日最后一次宜在睡前涂用。

四、用药指导

（1）避免接触其他黏膜（如口、鼻等）。

（2）用药部位如有烧灼感、瘙痒、红肿等情况，应停药，并将局部药物洗净，必要时向医师咨询。

（3）用前应洗净双手，使用后应拧紧瓶盖，以免污染药品。

（4）患儿必须在成人监护下使用。

（5）乳糖酸红霉素应先以注射用水溶解。切不可用生理盐水或其他无机盐溶解，因无机离子可引起沉淀。待溶解后则可用等渗葡萄糖注射液或生理盐水稀释供静脉滴注、结膜下注射或眼内注射，浓度不宜大于 0.1%，以防血栓静脉炎产生。

（6）本品结膜下注射极痛，注射 20 mg 可致结膜水肿及角膜混浊至少 1 周。

五、制剂与规格

眼膏剂：2 g（1 g 含本品 5 mg）。

注射剂：① 0.25 g；② 0.3 g。

（王芳兰）

第四节　玻璃酸钠

一、商品名或别名

透明质酸钠，爱丽，派隆。

二、用药指征

（1）本品作为眼科手术的辅助用药，可用于白内障囊内、囊外摘除术，抗青光眼手术，角膜移植手术、视网膜手术等。

（2）可用于干燥性角结膜炎及角膜内皮的保护，本品滴眼液可用于角膜上皮机械性损伤。

三、用法与用量

本品根据手术方式选择用量，前房内注射，一次约0.2 mL。滴眼，一次1滴，一日5～6次，或根据症状适当增减。

四、用药指导

（1）本品与含苯扎氯铵等季铵盐及氯已定接触时，可以产生混浊，若出现，则禁止使用。

（2）在手术中使用本品时应防止充填过多，手术结束后根据需要用平衡盐溶液清除残留药液，这样可控制眼压以防眼压升高。

（3）不要在未取下角膜接触镜的情况下使用本品。

（4）角膜移植手术前用本品可以保护角膜内皮免受其组织损伤。

（5）滴眼时应注意不要使药瓶口与眼部接触。

（6）如同时滴用其他滴眼液，2次滴药须间隔10分钟以上。

五、制剂与规格

注射剂：0.75 mL：10 mg。

滴眼剂：5 mL：5 mg。

（王芳兰）

第二十七章　小儿心电图

第一节　心房肥大和心室肥厚的心电图

一、心房肥大

由于 P 波代表了心房电活动的过程，显然心房肥大应该表现为 P 波的改变。事实上，心房肥大时 P 波电压和 / 或时限增加，但并无 P 电轴的明显偏移，这一点与心室肥厚有所不同。

（一）右房肥大

右房肥大的心电图特征性地表现为 P 波高尖，通常认为小儿 P 波高于 0.25 mV 可诊断右房肥大。因为常见于肺源性心脏病，所以又被称为“肺性 P 波”，实际上儿科更多见于伴有右房扩大的各种先天性心脏病。这种 P 波最常见于Ⅱ导联，也可见于 V1 和 V2 导联。

（二）左房肥大

左房肥大表现为 P 波时限超过 0.10 秒，但在一岁以内的婴儿，P 波时限大于 0.09 秒即可诊断。肢导联上 P 波增宽而有切迹是左房肥大的特征，但后者不是必具的条件。右房除极早于左房，左房除极向量朝向左下，在 V1 导联上可投影在负侧，使 V1 的 P 波呈双向，其负向成分增大时可作为辅助诊断左房肥大的指标。近年资料表明此征并不敏感，但“终末 PV1 指数”（倒置部分的振幅和时限的乘积）大于 0.6 时相当可靠。

（三）双房肥大

P 波振幅和宽度均增大，具有左、右心房肥大的联合特征。

二、心室肥厚

心室肥厚的心电图表现：① QRS 电压改变；② QRS 电轴偏移；③各导联 RS 波幅的比率；④反映心室复极过程的 ST–T 改变；⑤其他非特异改变。

心室肥厚对整个心脏的心电向量产生影响，左室（或右室）肥厚时左（或右）心前导联 R 波电压的增高只不过是改变了的心电向量在 V5、V6（或 V1、V3 R）导联轴上的投影增长。曾经有人错误地引用所谓“单极导联”观念，将左、右心前导联图形作为“左、右心室图形”看待，显然是把问题过度地简化了，而且容易造成理念上的误解。但是，我们仍须看到由于电极接近某一心室，体表心电位受该心室电激动影响较大这一事实，表现为相应导联心电图上反映出该心室心电活动的优势或 QRS 综合波电压的升高（所谓“近距效应”，proximity effect），而且这种“近距效应”在胸壁较薄的儿童期还是相当明显的。

从额面上看，左心室肌块位于心脏解剖“重心”的左下侧，右心室肌块位于其右上侧。相应地，向左和 / 或向下的向量更多地代表了左心室电力；向右的向量更多地代表了右心室的电力。因此，左室肥厚时Ⅰ、Ⅱ、aVL 和 aVF 导联，有时包括Ⅲ导联均有 R 波电压的增高；同理，右心室肥厚多表现为 aVR 和 R 波增高以及Ⅲ、aVL 导联的 S 波增深。

在水平面投影上，右心室占据右前方而左心室占据左后方。不难想象，V3 R 和 V1、V2 导联的 R 波和 V5、V6 的 S 波更多地代表右室电力；V5、V6 的 R 波和 V3 R、V1 的 S 波更多地代表左室电力。V3 R、V1 的高大 R 波和 V5、V6 的深 S 波提示右心室肥厚，而 V5、V6 的高大 R 波和 V3 R、V1 的深 S 波则见于左心室肥厚。

由于心室壁增厚和肌块体积增大，除极时间延长，因此 QRS 时限轻度延长，尤其以 QRS 起点到 R 波顶点的时间延长为著，后者特称为“室壁激动时间”（VAT）的延长。心室肌肥厚时，除极过程尚未抵达心外膜时，心内膜下心肌已开始复极，引起所谓继发性 ST–T 改变。严重心室肥厚时也可能因心肌相对缺血或纤维化，引起 ST–T 的“原发性改变”。以上这些改变对心室肥厚的心电图有辅助诊断意义。

（一）左室肥厚的诊断标准

1. 心电轴左偏

3 个月以下患儿的心电轴小于 +30°，3 月以上的患儿小于 0。

2.QRS 电压增大

$R_{V5}>3.5$ mV；$R_{V5}+S_{V1}$：3 岁以下的患儿大于 4.5 mV，3 岁以上的患儿大于 5.0 mV；$R_{I}+S_{III}>3.0$ mV，或 $R_{II}+R_{III}>4.5$ mV；$R_{aVL}>2.0$ mV，或 $R_{aVF}>2.5$ mV。

3. QRS 波时间和 VAT 延长

QRS 波时间：1 岁以下的患儿大于 0.08 s，1 岁以上的患儿大于 0.09 s。$VAT_{V5}>0.04$ s。

4. ST–T 改变

ST_{V5} 下移，T_{V5} 倒置。

左室肥厚时，虽然 QRS 电轴与正常人相比趋于左偏，但是显著的电轴左偏却是少见的，后者通常见于传导紊乱而不是左室肥厚。

如前所述，心室肥厚心电图可以合并 ST–T 的原发性和继发性改变，表现为 S–T 段下移、T 波低平或倒置。心室肥厚伴有的显著 ST–T 改变又被称为“肥厚劳损”波形。但是“劳损”是一个非特异的心电图术语，并不是每一例左心室肥厚都有 ST–T 改变，反之左心导联 QRS 电压没有明显升高，而只出现上述 ST–T 改变时可以单称为“左室劳损”。当 QRS 电轴和 T 电轴之间的夹角增宽，额面 T 电轴移出了正常范围（0～+90）即出现“劳损”图形。应当注意的是，单纯 QRS–T 夹角增宽而 T 电轴仍留在正常相限（0～+90°）内，则只能说心室肥厚“可能”伴有劳损。这一原则也适用于右室肥厚伴劳损。

（二）右室肥厚的诊断标准

1. 心电轴右偏

3 个月以下患儿的心电轴大于 +180°，3 个月以上患儿大于 +120°。

2.QRS 形态改变，电压增大

V1 呈 qR 或 rsR’，R’ > 1.5 mV；$R_{V1}>2.0$ mV；$R_{V1}+S_{V5}$：3 岁以下患儿大于 4.0 mV，3 岁以上患儿大于 2.0 mV；R/S_{V1} 增大，1 周～1 岁患儿大于 5.0，1～3 岁患儿大于 2.5，3～5 岁患儿大于 2.0，5～12 岁患儿大于 1.5，12～16 岁患儿大于 1.0；R_{V5} 减小，3 个月以上患儿小于 1.0；R_{aVR} 增高：RS 或 R/Q > 1.0。

3. VAT 延长

$VAT_{V1} > 0.03$ s。

4. ST–T 改变

ST_{V1} 下移，T_{V1} 倒置。儿童右室肥厚的诊断指标中比较容易忽略的是：V1（或 V3 R）导联出现 Q 波，可视为右室肥厚的诊断依据。但此征并非总是可靠，因为 qR 可见于 10% 的正常新生儿；新生儿生后 5 天～1 周内 T 波直立，此后转为倒置（绝大多数在 1、2 天后），5 岁以后这一征象不再恒定，10 岁后常常再度变为直立，此现象被称为“婴幼儿 T 波”。出生一周后到 5 岁以前 T 波仍为直立，是小儿右室肥厚敏感而又可靠的诊断依据，唯应注意要除外 V1 的 T 波直立由左心室肥厚伴劳损所致，这时 V5、V6 导联 T 波倒置。上述诊断指标中，V1 导联 RS 比值不可太小，R 波振幅至少是 RS 联合振幅的 30%～35%，则判断为右室肥厚是有把握的。

由于生理性的右心室优势以及出生前后右室负荷的急剧衍变，新生儿右室肥厚的心电图诊断特别困难。下列标准仅供参考：① V1 为纯 R 波（无 S 波），振幅大于 1.0 mV；② $R_{V1} > 2.5$ mV，或 $R_{aVR} > 0.8$ mV；③ V1 呈 qR 型（如前所述，亦可见于少数健康新生儿）；④出生 5 天后 T_{V1} 直立，伴 T_{V5}、T_{V6} 直立；⑤电轴右偏大于 180°。

（三）双心室肥厚

当左、右心室均有肥厚存在时，心电图可以同时出现左心室肥厚和右心室肥厚的特征，但是更常见的情况是：两侧心室增大的电活动互相抵消，心电图表现“正常”；或其中一个心室的电压达到了诊断肥厚的标准，另一个心室相应的导联 QRS 电压相对较大，但仍在正常范围之内；甚至一侧心室肥厚的改变完全被另一侧所掩盖，造成诊断上的困难。一般认为，以下情况可以考虑双室肥厚的诊断：①左心前导联和右心前导联分别出现左和右心室肥厚的心电图改变；②心电图符合左室肥厚的诊断标准，同时有明显的电轴右偏；或 V5 的 $S > R$，V1 的 $R > s$，aVR 的 $R > q$ 或 s。

值得注意的是，小儿双室肥厚有不少表现为 QRS 向量强烈地同时向左向右，而且也向前向后扩展，心电图则出现 2 个以上的肢导联和“中部”心前导联（V2～V4）上高大的双相、等幅 QRS 波，称为卡茨 – 瓦赫特尔（Katz–Wachtel）现象，实为婴幼儿双室肥厚的重要的诊断依据，应当加以注意。如前所述，这种病例的 QRS 额面平均电轴的测算若用常规方法有可能出现错误。有人提出，中部心前导联 R+S 超过 60 mV 提示双室肥厚，也有研究者认为，单纯心前导联高大的正负等幅 QRS 波只是一个弱的诊断线索，因为不少正常婴儿也有这样的波形。

（四）心室肥厚与心室负荷过重

早在 20 年代墨西哥学者卡布雷拉（Cabrera）就提出了“心室负荷过重”的心电图理论，该理论认为心室肥厚的心电图改变可以反映心室所承受的过度负荷的类型，换言之可以将心室肥厚的心电图大致分为左、右心室的“压力负荷过重”（又称“收缩期负荷过重”）图形或“容量负荷过重”（又称“舒张期负荷过重”）图形。

“心室负荷过重”的理论比较成功地解释了在不同的血流动力学条件下心室肥厚心电图现象的差异。由于小儿心脏病中先天性心脏病多见，因此这一论点在小儿心脏病学中得到相当广泛的应用。应当指出的是，心电图毕竟仅仅反映心脏的电活动，与心脏大血管的血流动力学改变之间并没有必然的联系。因此，Cabrera 的理论也受到某些批判，我们在实践中尚不能不加区别地生搬硬套。据我们的经验，对轻度的压力负荷过重的病变，心电图常不敏感；反之某些严重的容量负荷过重，心电图可能表现反常。例如，我们发现先心病动脉导管未闭的病例 31.3% 出现“反常”的 ST 段下移和 T 波低平甚至倒置，从而类似收缩期负荷过重图形，而且分流量越大这种现象越明显。可能的解释是：主动脉内舒张期“漏血”（run–off），主动脉舒张压降低，左室舒张末压升高，使左室心肌冠状血流灌注压不足，造成缺血劳损所致。

最后还要指出，“心室负荷过重”一定要结合心室肥厚一起考虑，因为类似的心电图特征有时也可见于正常儿童，并非特异（如左心前导联T波高耸、右心前导联呈 rsR'波形）。

（五）小儿心室肥厚心电图诊断中的临床思维

成人心电图心室肥厚的电压标准较为简单划一，而对于儿童，理论上应当有随年龄增长而不断变化的标准。小儿期右心室具有一定的生理优势，年龄越小越明显。因此，年龄越小，右室肥厚诊断的敏感性越高，而特异性越低；与此同时，左室肥厚的诊断敏感性越低，而特异性越高。这意味着年龄越小，右室肥厚的心电图越容易诊断有假阳性，左室肥厚的心电图越容易诊断有假阴结果。反之，接近成年人的青少年已确立了左室优势，右室肥厚的诊断敏感性降低而特异性增高，左室肥厚的诊断敏感性高而特异性低。换言之，与幼儿相比，成人右室肥厚的心电图征象更为可靠，而左室肥厚的心电图过度诊断的机会相对增多。举例来说，体格健壮而胸壁较薄的青少年中“左室高电压”相当常见，单纯依赖电压标准容易过度诊断左室肥厚，而新生儿期生理性右室优势和病理性右室肥厚的鉴别常感困难。对青壮年，仅有轻度左心前导联电压增高单项改变的心电图，诊断为“左室高电压”显然是一种减少假阳性诊断的比较稳妥的办法。

心室肥厚的心电图诊断标准是根据大样本人群调查得到的数据总结出来的，因此与正常人心电图数值必有重叠。显然，凭单项标准容易误诊，符合的项数越多，诊断越可靠。此外，结合临床对结果进行“鉴别解释”十分重要。根据贝叶斯（Bayes）理论，试验的预测准确性（真阳性 / 试验阳性）与被测人群中的患病率有关。有研究发现：以 QRS 电压作为左室肥厚的单一标准，在严重高血压人群（左室肥厚真实发生率 80%）中，其预测准确性达 97%，而同样标准在无症状青壮年（左室肥厚真实发生率 1%）中，其预测准确性仅 4%。有研究者进一步推论，对真正有病的人来说，假阴性比假阳性有害，宜用较敏感的诊断标准，对真正无病的人来说，假阳性比假阴性有害，宜用较特异的诊断标准。如何掌握分寸，则要求临床医生积累经验，不断提高诊断艺术。

（王晓丽）

第二节　心律失常的心电图

一、窦性心律失常

（一）窦性心律

正常情况下，心脏起搏点位于窦房结，窦房结起搏引起的心律称为窦性心律。其心电图特征为：

（1）P 波规律发生，P 电轴在正常范围（0～+90°），即 P_{I}、P_{II}、和 P_{aVF} 直立，P_{aVR} 倒置；

（2）QRS 综合波之前均有 P 波，P–R 间期不低于相应年龄的正常下限。但只要有一系列窦性 P 波，即使未能下传也可认定为窦性心律。

（二）窦性心动过速

窦性心动过速除心率超过不同年龄的正常范围外，应有形态和电轴正常的 P 波，QRS 综合波完全正常。心率过快时，P 波与 T 波可以重叠，可能造成与阵发性室上性心动过速鉴别的困难。窦性心率极快时偶可出现 ST 段压低，T 波平坦甚至倒置，这种改变可能是由于心动过速相对心肌缺血的结果。

小儿可因发热、哭闹等多种原因，极易产生窦性心动过速，所以窦性心动过速在儿科的意义常不如成人。一般而言，儿童长期心率超过 140 次 / 分，婴儿期心率超过 160 次 / 分是有意义的。新生儿窦性心动过速频率可以极快，与阵发性室上性心动过速不易区别，但是前者一般也不会超过 230 次 / 分，而后者很少低于 270 次 / 分（除非患儿是未成熟儿）。此点在小婴儿心动过速的鉴别诊断上有一定的参考价值，但并非绝对，实际应用时如果结合其他特征可以排除阵发性室上性心动过速，即使心率更快，仍可考虑窦性心动过速的诊断。

（三）窦性心动过缓

窦房结发出的激动频率慢于正常低限即为窦性心动过缓。一般以清醒婴儿心率低于 80 次 / 分，年长儿童心率低于 60 次 / 分，10 岁以上低于 50 次 / 分；或睡眠状态婴儿心率低于 70 次 / 分，年长儿童低于 45 次 / 分，10 岁以上低于 35 次 / 分为窦性心动过缓。

窦性心动过缓在儿童中相对少见，多具有病理意义，常见于颅内压增高、甲状腺功能低下、严重缺氧、深度黄疸、急性传染病的恢复期、药物作用和病态窦房结综合征，但也可见于迷走神经张力增高的情况，部分训练有素的青少年运动员也可有显著的窦性心动过缓。

（四）窦性心律不齐

窦性心律不齐心电图特征为：窦性 P 波，P–P 间隔相差 0.12 s 以上，或彼此相差大于等于 10%。可分两大类：一类为周期性，其周期与呼吸时相有关，即吸气时心率加快，呼气时减慢。另一类少见，心率时快时慢与呼吸无关。

窦性心律不齐的发生是由于自主神经对窦房结节奏点的调控作用（常被称作自主神经的“张力”）强弱不匀恒所致。一般来说，心率减慢时往往迷走神经张力增强，易出现窦性心律不齐，当心率加快时，心律多变为匀齐。迷走神经张力可通过运动试验或注射阿托品来阻断，使心率变快，心律不齐消失。此外可以令患者屏气，也可暂时使心律不齐消失。反之，如患者深呼吸，窦性心律不齐更明显，以此可区别类似窦性心律不齐的其他心律失常，如房性早搏。

重度窦性心律不齐 P–P 间期的变异可达到 100% 以上，类似这种情况在儿科临床被误诊为房性早搏屡见不鲜，值得我们提高警惕。事实上，窦性心律不齐在青少年期最为显著，说明心脏处于迷走神经控制下，被看作良好心脏储备能力的象征。

有时可见到心电图上一系列窦性 P 波的 P–P 间期不等，在同一导联的各个 P 波形状略有差异，P–R 间期也可不完全相等，但仍在正常范围内。这种现象实际上是因为在自主神经张力波动的影响下，节奏点在窦房结的头、体、尾部游走不定所致，被称为窦房结内游走心律，这种节律仍然属于窦性心律不齐的范畴，在儿童期并非少见。若变异的 P 波中有的已发生 P 电轴显著改变，如出现了Ⅱ、Ⅲ、aVF 导联 P 波倒置，就应该认为节奏点已游走到心房内某处，甚至到了房室结（这时 P–R 间期可以短于正常），应改称“心房内游走心律”或“窦房结至房室结间的游走心律”。

（五）窦房阻滞、窦性停搏和病态窦房结综合征

窦房结功能包括激动的形成和激动的传导到心房肌纤维，这种窦 – 房传导需要一定时间，如果传导时间延长或不能传导，即产生了窦房阻滞。但窦房结活动在体表心电图不明显，只能从心房的活动变化，即从 P–P 间隔的紊乱情况来推测窦房传导阻滞。

1. 窦房阻滞

与房室传导阻滞一样，窦房阻滞可分为三度：

（1）一度窦房阻滞：仅仅是窦 – 房传导时间延长，而没有传导的脱漏。因为从体表心电图不能测得窦房结的电活动，窦房传导延长又是匀齐的，因而 P–P 间期匀齐，因此体表心电图无法诊断一度窦房阻滞。

（2）二度窦房阻滞：窦性激动间歇地不能传导到心房，产生 P 波有规律性或无规律性脱落。我们可以根据两个 P 波之间的间隔是基础 P–P 间隔的整倍数来推断二度窦房阻滞的存在。其中最常见 P–P 间隔是基础 P–P 间隔的两倍，是为 2 ∶ 1 窦房阻滞。此外，当窦性 P–P 间隔逐渐缩短直到出现 P 波脱落，长的 P–P 间隔小于 2 倍最短的 P–P 间隔，如果此现象规律地周而复始出现，可以认为窦 – 房传导出现了“文氏现象”，即窦性激动传导过程中遭遇到传导组织的相对不应期，传导变慢并逐次后延，终于遭遇到传导组织的绝对不应期，因而脱落一次。此型又称二度一型窦房阻滞，较为少见，偶可见于正常儿童。

高度窦房阻滞指半数以上的窦性冲动不能下传心房，心电图出现频发的 P 波长间歇，长间歇是基础窦性间期的 3 倍或 4 倍，此时常有交界性逸搏或逸搏心律。

（3）三度窦房阻滞：窦房结连续产生的冲动不能下传心房肌，窦性 P 波消失，心电图不能与窦性停搏相区别。

2. 窦性停搏

窦房结不能产生激动，即为窦性停搏。心电图上窦性 P 波后的长间歇无 P 波，长 P–P 间期与窦性 P–P 间期无倍数关系，长间歇后易出现交界性逸搏或逸搏心律。如停搏时间长达 4 秒而不伴交界逸搏，临床上可出现晕厥、抽搐、猝死。正常儿童也可有短暂的停搏，一般不超过 2 秒，个别运动员可停搏 2 秒以上，但不超过 3 秒。

3. 病态窦房结综合征

窦房结的起搏和 / 或传导功能的障碍或衰竭，称为病态窦房结综合征（sick sinus syndrome，有时简称病窦）。成人病态窦房结综合征多为进行性或永久性损害，小儿病例国外报道以先天性心脏病手术损伤最为多见，但是暂时性的病损并不少见，国内报道急性心肌炎所占比例可以高达 2/3，因此有的学者主张将小儿病窦称为“窦房结功能紊乱”（sinus node dysfunction 或 sinus node disorder）。病窦的心电图表现有三种类型：

（1）持续而严重的窦性心动过缓；

（2）窦性停搏、窦房阻滞，伴有或无交界性逸搏或逸搏心律。所谓逸搏，是指高位起搏点（如窦房结）节奏过慢、停搏或受阻不能下传，无激动下传的时间超过了低位起搏点的自动节律周期，低位起搏点取而代之，发放冲动控制心室。若长时间无下传冲动，则逸搏可连续发生，称为逸搏心律。病窦可以存在“双结病变”，即房室结功能也有障碍，因而交界性逸搏心律过缓，甚至同时有交界性停搏，也可以表现为房室传导阻滞。

（3）心动过缓与过速交替发生，又称慢－快综合征（brady–tachy syndr–ome）。其中的快速心律失常可为房性早搏、房性心动过速、心房扑动或颤动。

4. 窦房结功能试验

病窦诊断的要点在于除外因迷走神经张力增高、药物作用及代谢紊乱引起的非器质性窦房结功能低下。为此，往往需要用某些试验来检测窦房结的功能，这些试验（均有一定的假阳性和假阴性）包括：

（1）运动试验：如脚踏车运动试验，记录运动前和运动后即刻、1、3、5、10、15、20、30 分钟的心电图，若心率仍低于 100 次 / 分，或心率增加未达到原心率的 20%～30%，或出现异位心律均为阳性，有利于病窦的诊断。

（2）药物试验：常用阿托品（静脉注射 0.02～0.04 mg/kg）或异丙基肾上腺素［静脉滴注 1～3 μg/（kg · min）］，阳性判断标准与运动试验相同。

（3）电生理检查：包括经食道心房调搏和侵入性的电极心导管心房调搏，前者创伤性小。放置食道电极后测定窦房结功能恢复时间（SNRT）：采用高频率心房起搏，使窦房结受到高频率刺激的抑制，起搏一定时间后突然终止，测量最后一个起搏脉冲信号到下一个窦性 P 波的时距即为 SNRT；后者在正常儿童不超过 1200 毫秒，窦房结功能不良时 SNRT 延长。窦房传导时间（SACT）：目前常用纳鲁拉（Narula）法，即以比自身心率快 10～15 次 / 分的脉冲频率连续刺激心房 8 次，使之夺获心房而不引起窦房结抑制，但起搏脉冲将控制和重建窦房结的节律。测定最末一个起搏信号与其后窦性 P 波之间的时距减去基础窦性周期所得的差值即为 SACT。此法测定的正常儿童 SACT 不超过 140 ms，窦房结功能不良时 SACT 延长。

逸搏和逸搏心律是心电图学中常常遇到的现象。这是在高位起搏点受抑制或发放冲动过慢时，低位起搏点被迫起而代之的一种继发性节律，是一种生理性的保护功能，因而其本身没有病理意义。依据低位起搏点自动节律性的高低，不难理解交界性逸搏最为常见，次为室性逸搏，而房性逸搏最少见。交界性逸搏 QRS 的前、后可有一个“直立型”的窦性 P 波，即 P 波在Ⅱ导联直立，P 电轴在Ⅰ象限之内（若 P 波在 QRS 前方，P–R 一般应小于 0.10 s），也可在 QRS 前后出现“逆传型”P 波，甚或无 P 波可见（详见第五节中交界性早搏）。除此之外，当逸搏心律的逆传 P' 波在Ⅰ、aVR 导联直立，而 P' –R 间期正常时，一般认为发源于右房下部靠近冠状窦处，特称作“冠状窦心律”。当逆传 P' 波在Ⅰ、V5、6 倒置，aVR 直立时，称作“左房心律”，一般认为发源于左房下部。

二、房室传导阻滞

房室交界区的现代概念由包括房室结和希氏束在内的五个互相联属的部分组成。其中，房室结对电激动的传导速度是全心脏最慢的（仅 0.05～0.1 米 / 秒，而左右束支可达

2～4 米 / 秒），心电图 P–R 间期主要产生于心电激动在房室交界区的传播。但是，房室交界区也是最容易发生传导阻滞的部位。

传导障碍可以区分为“阻滞”和“干扰”两大类。传导阻滞一般指病理性的传导中断或延缓（如房室结的不应期有病理性的延长，使正常下传的激动受阻），而干扰指电兴奋遭遇到心肌的不应期（绝对不应期或相对不应期）产生的生理性的传导中断或延缓，所以干扰现象本身并无病理意义，反而具有保护心肌使之不至于过度频繁地兴奋的作用。

房室传导阻滞（AVB）可根据程度不同加以区分。

（一）一度房室传导阻滞（Ⅰ° AVB）

P–R 间期大于相应年龄的正常上限，或较原有的 P–R 间期延长 0.04 s 以上。儿童期多数反映房室结传导的延缓。偶有不明原因的 P–R 间期延长其实是植物神经张力不平衡所致，要注意排除。

（二）二度房室传导阻滞（Ⅱ° AVB）

1. 二度房室传导阻滞的分型

部分心房激动在房室交界区受阻未能下传，导致心室搏动的脱漏。可分为两型，儿童期最常见的是二度一型房室传导阻滞（Ⅱ° Ⅰ型 AVB），又称莫氏（Mobitz）–Ⅰ型二度房室传导阻滞。其特征为：

P–R 间期随每次心房激动进行性延长，直至某一次 P 波不能下传，产生一次心室激动的脱漏，简言之 P–R 间期呈一种“短 – 长 – 掉”的规律。其本质是下传的电激动在房室结内遭遇到相对不应期，使传导变慢，传导逐次后延，终于遭遇到绝对不应期而不能传导，由于脉搏脱漏，房室结经过休息又恢复了传导能力，如此周而复始，形成周期。这种规律又称为“文氏现象”（Wenckebach phenomenon）。文氏现象的一个特征是周期内各下传心搏的P–R间期的“递增量”逐次减少，因而典型的文氏周期各个下传心搏的R–R间期的逐次缩短，简言之呈“渐短突长”的规律，而且包含漏搏的长 R–R 间歇比两个窦性周期之和为短。

掌握了这种规律，还可以推而广之应用到其他部位的“文氏型”传导阻滞的诊断上。例如，体表心电图缺乏窦房结激动的标志，因而窦房传导阻滞不易诊断，但是如果 P–P 间期呈现规律性周而复始的“渐短突长”，长间歇短于任意两个短 P–P 间期之和，就可以考虑Ⅱ° Ⅰ型窦房传导阻滞的诊断。

另一种是Ⅱ° Ⅱ型房室传导阻滞（Ⅱ° Ⅱ型 AVB），又称 Mobitz Ⅱ型房室传导阻滞。其特征是没有 P–R 间期的进行性延长，换言之 P–R 间期恒定不变，但是有规律性的出现 P 波不下传的现象。因为这种房室传导阻滞实质上是发生在房室结以远的部位的传导阻滞，其预后意义比Ⅱ° Ⅰ型房室传导阻滞严重得多（因为可能进展为完全性房室传导阻滞），所幸在儿科甚为少见。

当心房激动按 3∶1、4∶1 甚至更大的比例下传，即心室漏搏连续出现两次以上，可称为“高度房室传导阻滞”。

2. 二度房室传导阻滞的诊断注意事项

（1）出现漏搏时的 P–P 间期可以比其他的 P–P 间期更长，此现象称为“室相性窦性心律不齐”，其发生机理可能与心室收缩对窦房结的牵张或血供的影响有关。这一现象在二度房室传导阻滞中相当常见。

（2）第一个R波可以是逸搏，最后一个P波可以是房性反复心搏。文氏周期第一个P–R间期可以正常也可以延长，甚至短于正常。

（3）有一些Ⅱ° Ⅰ型房室传导阻滞的P–R、R–R间期变化不符合典型文氏周期的规律，例如P–R间期可呈"渐长—不变—突长—掉"甚至"渐短—渐长—掉"现象，从而使R–R间期也失去了"渐短突长"的规律。然而，不论文氏周期如何不典型，其周期最末一个P–R间期一定要长于第一个P–R间期。

（4）当心房激动以2：1的比例下传的时候，很难从体表心电图判断到底是Ⅱ° Ⅰ型还是Ⅱ° Ⅱ型。有研究者指出，当QRS形态正常时这种房室传导阻滞通常还是Ⅱ° Ⅰ型，但是，当这种2：1下传的房室传导阻滞持续存在时，有指征作希氏（His）束心电图检查，以便排除可能存在的Ⅱ型阻滞。

从临床意义上讲，有时二度房室传导阻滞亦可是一种生理现象。例如，健康人动态心电图（Holter）心电监护常能在深夜迷走神经张力最高的时候记录到Ⅰ°或Ⅱ°房室传导阻滞。几项调查显示，正常学龄儿童Holter监护有11%记录到Ⅱ°房室传导阻滞；正常儿童体位改变（由立位转为卧位）偶亦出现Ⅱ° Ⅰ型房室传导阻滞，称之为"迷走神经紧张性房室传导阻滞"。其二是心房激动的频率过快时（大于250次/分），即使交界区传导能力正常也可能出现"Ⅱ°房室传导阻滞"（因P波下传落入了房室结的不应期），此现象心电图诊断为"房室传导阻滞"值得商榷，有人称之为"干扰性房室传导障碍"，似更合理。此种情况最常见于心房扑动和紊乱性房性心动过速等心律失常。

（三）三度房室传导阻滞（Ⅲ° AVB）

Ⅲ° AVB又称为完全性房室传导阻滞。P波顺序发生，但均未下传，表现为与R波无固定关系，P–P和R–R间期各有其固定的规律。

Ⅲ°房室传导阻滞的QRS波形态取决于低位起搏点的位置。起搏点在His束分支以上的，QRS与窦性下传者相同，在His束分支以下的，QRS增宽畸形，而且起搏位置越低，QRS宽畸越明显，心室率也越慢。儿童期Ⅲ°房室传导阻滞约有半数是先天性的，临床上多数耐受良好，症状轻微。从心电图的角度讲，其心室率较快常为40～100次/分，运动可提高心室率；而获得性者心室率较慢常为30～50次/分，运动与休息心率常无差别。先天性者为窄QRS，而获得性者QRS一般是增宽的。

Ⅲ°房室传导阻滞的心电图要注意与干扰性房室脱节相鉴别，二者的鉴别在临床上意义重大。所谓"干扰"，是指生理性的传导障碍，它是因为前一次激动发生后的不应期尚未结束，接踵而来的另一次激动落入其绝对或相对不应期，因而不能传导或传导延缓的现象。当交界区的自主节律性增强时，交界区发出的"加速的逸搏心律"（又称"结自律性心动过速""非阵发性交界性心动过速"）的频率常常趋近于窦性P波频率（此种现象常被称为"等频现象"），二者相互干扰造成心房心室各由一个起搏点控制。

Ⅲ°房室传导阻滞心室由低位起搏点控制，低位起搏点（如交界区）的自动节律性比高位起搏点低，因而三度房室传导阻滞的心房率较心室率快。这一点是和干扰性房室脱节相鉴别的关键，后者P波和QRS之间也没有传导关系，但是因为低位起搏点的自动节律性有异常增高，所以心房率略慢于心室率。

三、心室内传导异常

各种心室内传导异常在小儿心电图中非常常见，包括各种房室束支传导阻滞和预激综合征，其共同特征是几乎都有 QRS 时间的延长。在此有必要复习一下兴奋在心室内的正常传导过程和可能存在的异常通道。

兴奋从房室结经 His 束下传，后者从室间隔膜部前端穿出并分为左、右束支，分别沿室间隔左、右侧心内膜下行。其中左束支很快再分为前上和后下两条分支，前上分支细长，斜向前下进至左室前乳头肌，并陆续分出细支形成浦肯野（Purkinje）纤维网，分布于左室的大部分心肌。后下分支粗短，向后下行走分布与左室后下壁。正常情况下室间隔心肌是最早除极的部位，除极方向由室间隔左室面至右室面；而后左、右心室肌几乎同时除极，因左室心肌较厚而完成稍晚。此三个束支中某一束支阻滞时，兴奋传导的顺序改变为从功能正常的束支下传，通过心肌 Purkinje 纤维网缓慢逆向传至阻滞侧的心肌，从而使心电向量向阻滞侧偏移。根据阻滞发生部位，可分为单束支阻滞（右束支阻滞、左束支阻滞、左前分支阻滞、左后分支阻滞）、双束支阻滞（如右束支阻滞合并左前分支阻滞）和三束支阻滞。

正常情况下心房、心室的电活动由房室沟中的纤维环隔绝，两者之间的唯一联系是由房室结、房室束和束支组成的传导系统。但少数人除此之外房室之间还存在所谓“附加传导束”（简称“副束”），下传激动可以通过这些异常传导束快速下传，提前使部分心室肌除极，引起一组特殊的心电图改变称为“预激症候群”或“预激综合征”，有时简称为“预激征”。已证实的副束有：①肯特（Kent）束：指与交界区房室传导通道无关的、联结心房和心室的副束，又名房室副束。位于左侧或右侧房室沟，后者尤为多见。②詹姆斯（James）旁道：从联结窦房结和房室结的结间束上分出的纤维，绕过房室结而止于房室结下端与 His 会束相连，亦称房束副束。③马海姆（Mahaim）纤维：自 His 束或房室结上直接发出的纤维进入室间隔，又名束室副束。

（一）*右束支阻滞*（RBBB）

右心前导联（V1、V3 R 等）QRS 呈 rsR’ 型；Ⅰ、V5 有 S 波且 S 波宽钝。QRS 时限应有增宽，若 QRS 增宽为轻度（0.08～0.10 秒），称之为不完全性右束支阻滞；若 QRS 增宽达 0.10 s 以上（成人达 0.12 s 以上），则为完全性右束支阻滞。右束支阻滞伴随的心电图改变有：右室壁激动时间（VATV1）大于 0.05 s（成人大于 0.06 s）；ST 段压低，T 波倒置，但 ST-T 的继发性改变在儿童常并不明显；常有心电轴的右偏。

不完全性右束支阻滞的诊断容易失之过宽。为便于记忆，常常将右束支阻滞的 V1 导联 QRS 称为“M 型”，因此容易把 R 波有切迹但并未深达等电线的图形误认为右束支阻滞。此种图形一般认为是小儿心脏的室上危或左室及室间隔基底部的终末除极向量在右心前导联上的投影，并非病态。应当注意不要把 QRS 不增宽，无 SⅠ、V5 粗钝，或 R 在前 r' 在后的图形诊断为右束支阻滞。根据这样的标准，瓦瑟堡（Wasserburger）在 116 例 V1 呈 M 型的小儿心电图中仅确认 7 例为不完全性右束支阻滞。即便确实符合右束支阻滞的诊断，对其临床意义的诠释也应慎重，因为不完全性右束支阻滞可以见于 1.5‰的正常人。对于病理的右束支阻滞，可能为传导障碍，也可能是右室舒张期负荷过重引起的右室轻度肥厚的早期表现。

心电图呈右束支阻滞时，同时存在的右室肥厚判断起来比较困难，可靠性亦较差，尤其不可单纯依靠 R' 的振幅作为依据，应结合更多的指标包括临床资料进行分析。

（二）左束支阻滞（LBBB）

左束支阻滞的诊断有以下几点：QRS 时间延长（婴儿 0.08 s 以上，年长儿 0.10 s 以上）；Ⅰ、aVL、V5 导联 QRS 呈 R 型，常没有 Q 波，也很少有 S 波，R 波有错折或顶端宽钝；V1、V2 为宽大的 QS 型，或 rS 但 r 波极低小；ST–T 的方向与主波方向相反。左束支阻滞一般有轻度电轴左偏，但多不超过 −30°。诊断左束支阻滞应以心前导联的波形特征作为主要依据。

左束支阻滞在儿童期比较少见，但是因为其多见于器质性心脏病，因此临床意义很重要。与右束支阻滞相似，左束支阻滞和左室肥厚同时存在的时候，后者的诊断极为困难。

当心电图呈左束支阻滞图形但 QRS 仅轻度增宽（例如年长儿 QRS 时间为 0.08～0.10 s）时，称之为不完全性左束支阻滞。由于左束支阻滞的继发性 ST–T 改变、R 波顶端宽钝等表现并非必备条件，此种情况可以变得与正常心电图的变异很难区分，除非其间断出现，否则诊断常难于肯定。

有时可见 QRS 增宽，但各导联图形与上述左、右束支阻滞图形均不符合，只能笼统称之为“室内传导阻滞”。

束支阻滞偶可间歇出现。多数间歇性束支阻滞与心率快慢变化有关（即使有时这样的心率差异非常细微），称为频率依赖性间歇性束支阻滞。其中，当心率增快时才出现的传导阻滞称为“3 相阻滞”，因为阻滞出现的机制是心率增快时后续的激动落在前一激动动作电位的 3 相；反之，当心率减慢时才出现的传导阻滞称为“4 相阻滞”，因为阻滞出现的机制是前一激动动作电位 4 相有显著的舒张期“自除极”，心率缓慢时后续激动遭遇到 4 相电位升高，传导速度减缓，造成传导阻滞。

（三）左束支分支传导阻滞

1. 左前分支阻滞

左前分支阻滞又称为左前半阻滞。此时兴奋由左后分支下传，使左室后下壁首先除极继而逐渐扩布至前上壁。因此，心室除极向量的初始部分短暂地朝下朝右，然后朝上朝左。

心电图特征：电轴重度左偏（−30°～90°）；Ⅰ、aVL 导联有 Q 波；QRS 时限无明显的延长（小于 0.12 s）。

成人最常见于冠心病所致的左前分支缺血，儿童相对少见，可见于心脏手术后、心内膜心肌病等，但是应当注意两点：

（1）少数正常儿童可有“左前分支阻滞”心电图。国内有人统计小儿电轴左偏案例有 10.7% 的儿童为健康无病。还应注意，正常未成熟儿也可有电轴左偏。

（2）相当一部分先天性心脏病如房室间隔缺损（以往多称为“心内膜垫缺损症”，其最简单的类型是原发孔型房间隔缺损）有显著的电轴左偏，临床心电图常被诊断为“左前分支阻滞”，实际上左前分支并无损害，而是先天性的左室电兴奋传导的“失同步”（Asynchronous）所致。正常人左心室前后壁几乎同时除极，电轴不偏，而电轴左偏可以是左室前壁激动延迟（即左前分支阻滞），也可以是左室后壁激动提前所致（“假性阻滞”），这类先心病的电轴左偏正是属于后者。房室间隔缺损的房室结位置后移，His 束缩短后移，左后分支提前发出一小支到左室后壁的基部，产生左室后壁比前壁先兴奋的异常除极顺序，体表心电图上就表现为显著电轴左偏。有人提出用“异常向上向量”来描述这种现象，似更切合实际。

电轴左偏在先心病的鉴别诊断上颇有价值，如临床诊断为房间隔缺损，若电轴左偏多为原发孔型，反之，电轴右偏为继发孔型；青紫型先心病电轴左偏首先考虑三尖瓣闭锁；等等。

2. 左后分支阻滞

左后分支阻滞又称左后半阻滞。临床少见，儿童更是十分少见。心电图特征为：电轴右偏达 +120° ～+180°；Ⅰ、aVL 呈 S 型，Ⅱ、Ⅲ、aVF 呈 q 型；QRS 时间不延长。1 岁以后儿童如无右室肥厚而出现上述电轴右偏，可考虑此诊断。注意其图形容易与“正常”图形相混淆。

（四）双束支传导阻滞和三束支传导阻滞

右束支、左前分支和左后分支中任何两支均可联合发生传导阻滞，甚至三支同时出现阻滞。这类多束支分支的阻滞可以是持久的，也可间断或交替出现；还可以按轻重程度不同区分为一度、二度和三度。双束支阻滞和三束支阻滞主要发生在成人心脏传导系统退行性病变和心肌梗死，因而儿科临床均较少见。但是儿科医师必须对这类心电图有所警惕，因为一旦出现，提示心肌弥漫性损害而且往往是完全性房室传导阻滞的先兆。

1. 右束支阻滞合并左前分支阻滞

由于右束支和左前分支在空间位置上相互靠近，而且由同一条冠脉分支供血，二者同时受损机会较多，因此右束支阻滞合并左前分支阻滞是双分支阻滞中相对最为多见的一种组合。心电图特征为心前导联符合完全性右束支阻滞而肢体导联有左前分支阻滞特点，电轴明显左偏达 -90° ～-30°。儿科所见主要是先天性心脏病心内修补术后，占室间隔缺损和法洛四联症手术病例的 8.2%～24%。先心病术后出现这样的传导障碍的预后意义是有争议的，但是确有发展成三度房室传导阻滞和导致猝死的可能，一旦发现，应该严密观察随访。

2. 右束支阻滞合并左后分支阻滞

心前导联符合右束支阻滞，肢导联电轴右偏 +120° 以上，且图形有左后支阻滞的特点。

3. 完全性三束支阻滞

完全性三束支阻滞在体表心电图上与Ⅲ° 房室传导阻滞无法区别。但完全性右束支阻滞合并左前分支或左后分支阻滞时如果存在 P-R 间期延长，则可作出疑似三束支阻滞的诊断，肯定诊断必须靠 His 束电图检查，因为 P-R 间期的延长尚有可能是房室结区的阻滞所致。同理，P-R 延长时若只合并三个束支之一阻滞的 QRS 图形，亦可为双侧束支阻滞的诊断线索，肯定诊断也要靠 His 束电图。

（五）预激症候群

典型预激症由 Kent 束引起，亦称 Wolf-Parkinson-White（WPW）综合征。其诊断标准为：

（1）P-R 间期缩短，即婴儿小于 0.08 s，3～16 岁小于 0.10 s，成人小于 0.12 s。

（2）QRS 起始部分畸形而粗钝，称为“预激波”（δ 波），QRS 时间相应增宽，超出相应年龄的上限。

（3）可以有继发性 Sr–T 改变，此时 T 波常与 δ 波方向相反。

应当注意，本症 P–R 间期缩短，QRS 延长，但是 P 波起始到 QRS 终末的时距（P–J 时间）完全正常，并无缩短。

根据 QRS 主波方向，可将 WPW 综合征进一步区分为：

A 型，指 QRS 主波在 V1 和 V5 导联上均为直立，提示 Kent 束可能位于左室后方的房室沟；B 型，指 δ 波在 V1 倒置而在 V5 导联上为直立，提示 Kent 束可能位于右室前方的房室沟；C 型（极少见），δ 波在 V1 直立而 V6 倒置，提示 Kent 束可能在左室前侧方。

实际上由于旁道位置的多变，这种分型在旁道定位上已无多大价值，但是儿科临床上仍有一定的意义：新生儿、小婴儿的引起室上性心动过速的 WPW 综合征几乎都是 A 型，部分年长后可以消失，而先天性心脏病合并的 WPW 综合征则以 B 型多见，B 型预激征常常是持久存在的。先天性心脏病中最常合并预激综合征的有：三尖瓣下移、纠正型大血管转位、单心室等。

WPW 综合征备受重视的主要原因，在于它是阵发性室上性心动过速（PSVT）至关重要的电生理基础。δ 波可大可小，代表心室提前激动的程度和范围的变异。δ 波极小或经房室结下传的速度特别快因而使整个心室除极，都造成心电图上无 δ 波可见，此种情况称为“隐匿性预激征”。隐匿性预激的临床意义在于它经常是房室折返性心动过速发生的基础。婴幼儿的 WPW 综合征长期随访中约有 1/4 其 δ 波逐渐消失，但其中一部分病例仍有室上性心动过速发作，说明其隐匿预激征依然存在。有时 δ 波间断消失，或 PSVT 发作间歇期需要证实是否有 WPW，可采用按压颈动脉窦或使用洋地黄以试行诱发 δ 波（有心房颤动者禁忌）；反之运动、阿托品或吸入亚硝酸异戊酯则可能消除 δ 波，暴露出被预激征掩盖的其他心电图异常。

除了 WPW 综合征外，其他类型预激征在儿科临床相对比较常见的是由 James 旁道引起的 L–G–L 综合征，其 QRS 形态正常没有 δ 波，唯一的心电图特征是 P–R 间期的缩短，因而 P–J 间期亦相应缩短。

四、过早搏动

过早搏动（早搏，或称期前收缩）是十分常见的一种心律失常。起源于心房、心室或交界区（偶亦起源于窦房结）的异位激动，较基本心律（多为窦性）提早出现，称为早搏。根据发出早搏的部位的多寡，可以区分为单源性早搏和多源性早搏，前者形态单一、配对时间一致；后者形态多样，配对时间亦不统一。所谓配对时间指早搏与前一个基本心搏之间的时间间距。

（一）室性早搏

1. 室性早搏简称室早，其心电图特征如下：

① QRS 波提前出现，其前无异位 P 波；②提前出现的 QRS 宽大畸形，时间延长至 0.10 s（成人 0.12 s）以上，T 波与 QRS 主波方向相反。③室早后多伴有完全的代偿间歇。

所谓代偿间歇，指早搏之后距下一个基本心搏的时距。室性早搏很少逆行传入心房，即便逆传一般也不侵入窦房结，不引起窦性节律的重整。因此室早的代偿间歇通常是完全的，也就是说室早前、后两个窦性 QRS 之间的间距恰为窦性周期的两倍。事实上，这一点是室性和房性早搏鉴别的要点之一。极少数室早侵入窦房结产生不完全代偿间期，偶亦有室早出现在两个相邻接的窦性心搏之间，因而没有代偿间期，被称为“间插型室早”。

2. 良性早搏诊断依据

室早的心电图诊断不难，难的是临床上判断室早的性质和预后意义。1980 年九省市儿科心肌炎协作组提出的“良性早搏诊断依据”可以作为一个简明扼要的参考依据：①无心脏病史，常为偶然发现；②无自觉症状，活动如常，心脏不扩大，无器质性心脏杂音；③夜间或休息时早搏增多，活动后和心率增快时早搏明显减少或消失；④心电图显示早搏为单源性，不是配对型，无 R–on–T 现象，无其他心电图异常。

室早大部分是良性的，但病理性室早比病理性的房早或交界早具有更严重的预后意义。

3. 就心电图诊断自身而言，判断室早的性质可以从以下方面得到启示

（1）R–on–T 现象，即早搏发生较早，其 QRS 波重叠在前一心搏的 T 波顶点附近。T 波顶点被认为是心室复极过程的“易损期”，这种室早容易诱发室性心动过速甚至心室颤动。也有人认为，室早重叠在前一心搏的 P 波上同样容易导致室速和室颤（R–on–P）。可见，发生太早或太晚的室早都有较严重的预后意义。

（2）每间隔一个基本心搏之后出现一个早搏，称为二联律。每间隔 2 次基本心搏出现一次早搏称三联律，依此类推有四、五联律等。由于二联律本身具有连续存在的倾向（室性早搏倾向于在较长的 R–R 间期之后发生，因而室早之后的完全性代偿间歇就造成再次发生室早的有利条件，如此反复循环，造成室早容易形成二联律，有人称之为“二联律法则”）。这样的“联律”本身以及单纯因“联律”导致早搏次数增多并不具有严重的预后意义，但是如果是 2 个室早连续出现，预后意义就相当严重。因为这种心电图现象说明已有连续发生折返激动的基础，预示有可能发展为室性心动过速。这种现象特称为“成对室早”（即前文良性早搏诊断标准中的“配对型”），作为临床医师不可不注意。

（3）器质性心脏病的室早发源于左室者居多，其 QRS 在 V1 呈右束支阻滞图形，无心脏病的室早发源于右室者较多，V1 呈左束支阻滞图形。但是，能否根据 QRS 形态判断室早发源部位是有争议的，上述结论来自于对成人心肌梗死后早搏的观察，能否推而广之也还有待研究。

（4）室早 QRS 越宽畸，电压越低，往往提示其发源位置越低，病理意义也往往越大；反之，形态越接近窦性 QRS 的室早发源位置越靠近房室结，心室除极顺序越接近窦性心搏，病理意义也越小。QRS 波形特别宽（大于等于 0.16 s）或特别低矮（电压小于等于 0.1 mV）的室早多为心脏器质性疾病的病理性室早。

（5）配对时间不固定（差异大于等于 0.06 s）的室早中，相当大部分是室性并行心律。其心电图特征还有：这些“早搏”之间的间隔可以相等，但更多表现为互不相等，而且彼此互呈简单的倍数关系，或者可以找到它们之间合理的公约数。此外，这些“早搏”可以形态不同，仔细分析常可发现其中有程度不同的“室性融合波”。一般认为，器质性心脏病发生室性并行心律时，有导致猝死的可能，预后较一般室早差。但是，近年来国内外小儿心脏病研究者都纷纷指出，儿童室性并行心律绝大多数并无合并器质性心脏

病的证据，在这种情况下应当认为是良性的心律失常。

（二）房性早搏

1. 心电图特征

（1）提前发生的P'波，其形态与窦性P波有一定程度的差异。

（2）P'–R间期不短于相应年龄P–R间期的下限，但房早发生太早时，落在前一个QRS波之后交界区的绝对不应期内，因而不能下传（无QRS波相随），或虽能下传却出现R'–R间期的干扰性延长。

（3）房早几乎都侵入窦房结，引起节律重整，因而其代偿间歇是不完全的，即早搏后的R'–R间期通常略长于窦性周期（为重建的窦性周期加上逆向窦房传导和前向窦房传导所需的时间），但是相连的两个心动周期的总长度（含早搏在内）短于正常窦性周期的2倍。

（4）房早的P后继以形态正常的QRS，但发生较早的房早，激动下传正值心室内传导束的某些部分尚未脱离不应期，因而出现“室内差异性传导”，QRS增宽畸形。

2. 与室性早搏鉴别要点

房早的心电图诊断一般不难，但是应注意：提前发生的P波可以掩埋在前一心搏的T波内，加之发生室内差异传导时QRS增宽，因而需要与室早鉴别。为此应注意以下几点：

（1）仔细对比前一心搏的T波和其他P波的形态，前者因有房性P'波埋藏而显得特别高尖，或有所变形。

（2）房早代偿间期不完全，而室早有完全的代偿间期。注意此点并非完全可靠。

（3）房早伴室内差异传导的QRS波形态多数呈右束支阻滞图形，即在V1呈rsR'（因为右束支的不应期较左束支为长，提前下传的房性激动通常遭遇到尚未脱离相对不应期的右束支，因而产生右束支阻滞图形），室早QRS波形则无此规律。

（4）房早是否伴室内差异传导与交界区的不应性有关。配对时间越短，QRS变形越明显；若配对时间固定，则QRS变形的程度遵从“前周期与不应期呈正变”规律，又称阿斯曼（Ashman）现象：即房早发生前的一个心搏的R–R间期越长，房早QRS变形的机会越大，或变形的程度越重。室早无此规律。

（5）房早伴差异传导时QRS虽然有所增宽，但一般不超过0.12～0.14 s。应当指出，发生在T波波峰之前的房早一般不能下传。偶见这样的房早得以下传，称为“超常传导”，其发生原因可能与动作电位的“超常期”有关；房早发生在舒张晚期或收缩早期（T波顶点至u波之间）时，P–R间期可以超过正常上限，这是因为激动下传正值交界区处于相对不应期，产生干扰性房室传导延缓。但如果P位于舒张中、晚期而有P–R延长，则应考虑是房早伴有“真正”的一度房室传导阻滞。

与室性早搏相似，房性早搏中亦有部分实际上是房性并行心律。其特点为P波的配对时间不等，P'与P之间的间距呈倍数关系或者有合理的公约数。由于P波与其前的QRS波距离多变，P未下传、P'–R延长、下传的QRS呈室内差异传导等心电图现象在房性并行心律都特别常见。

（三）交界性早搏

心电图特征：

（1）交界性早搏为提前发生的 QRS，其形态与窦性 QRS 相同，但亦可发生室内差异传导。

（2）该 QRS 前方无正常窦性 P 波，但可以有与之有关联的逆行 P 波（在Ⅱ、Ⅲ、aVF 倒置，在 aVR 直立）：①当交界区发出的异位激动下传有传导阻滞时，逆行 P’ 波可出现在 QRS 之前，此时 P'–R 间期比正常 P–R 间期为短，或与窦性 P–R 间期相差较大；②当交界区激动逆传心房遇到阻滞时，逆行 P 波可出现在 QRS 之后，P' $<$ 0.20 s；③当交界区激动逆传心房和下传心室所需时间相当时，逆行 P 被 QRS 掩盖而在心电图上无所表现；若交界区激动逆传心房受阻，亦不产生逆行 P 波。

（3）交界性早搏的代偿间歇多数是完全的，但是也有例外，特别是伴有逆行 P' 波时，经常呈不完全性代偿间歇。

反复心搏是常常需要与早搏鉴别的一种心电图现象。发源于心房、房室结或心室的激动在下传心室（或逆传心房）同时，又通过交界区的另一通道折返到心房（或心室），这种由一次激动引起两次心房或心室搏动的现象，称为反复心搏（或称反复心律）。

五、室上性心动过速

室上性心动过速（SVT）是一个含义广泛的名词，它包括各种房性心动过速、交界性心动过速和比较少见的折返性窦性心动过速。习惯上，人们甚至常常把心房扑动和心房颤动归属于这一类心律失常。从发生心动过速的电生理机制来看，又可以区分为异位性心动过速和折返性心动过速等，从心律失常持续的久暂和起止的急缓来看，又可分成持久性（或慢性）心动过速与阵发性心动过速。

（一）阵发性室上性心动过速（PSVT）

1. 心电图特征

（1）心率 160～320 次 / 分，年龄越小，频率越快，节律绝对匀齐（指同一帧心电图内 R–R 间期几乎无变异，隔一段时间后若未转复，R–R 间期仍无变化）。

（2）QRS 形态多为正常，但亦可因室内差异传导等原因而有 QRS 增宽畸形。

（3）突发突止，多可以因刺激迷走神经而突然终止。

阵发性室上性心动过速约半数病例可以辨认 P' 波，P' 波可以在 QRS 波前或后，也可以与 QRS 波或 T 波重叠而不易辨认。

2. 阵发性室上性心动过速的电生理基础

阵发性室上性心动过速大都以折返机制作为其发作的电生理基础。其中最重要的有：

（1）房室结折返性心动过速（AVNRT），近年研究证明，房室结可以在功能上存在两条（或多条）纵行分离的传导通道，其传导速率差别很大，分别被称为“快通道”和“慢通道”。这样两条通道及其两端的交界区组织就组成了折返环路。根据兴奋顺向下传是通过快通道还是慢通道（相应地逆行传导是通过慢通道还是快通道），又可进一步区分为“慢—快型”（S—F 型）和“快—慢型”（F—S 型）房室结折返性心动过速。这种阵发性室上性心动过速是成人最为多见的类型，儿童（尤其是婴儿）相对较少，F—S 型更为少见。

（2）房室折返性心动过速（AVRT）又称为房室反复性心动过速（recipro-cating AV tachycardia），若下传激动通过交界区而经副束返回心房，被称为顺传型（orthrodromic）

房室折返性心动过速，反之经副束下传而经房室交界区返回则被称为逆传型（antidromic）房室折返性心动过速。这类阵发性室上性心动过速心率常常极快，应注意其中的虽然少见却十分重要的逆传型房室折返性心动过速，其QRS增宽畸形，易与室性心动过速相混淆，而误诊的后果是严重的。

食道导联心电图在室上性心动过速的鉴别诊断上有相当价值，可以清楚地显示P波（P' 波）及其与QRS的关系。除了有利于区分类型外，QRS增宽需要与室性心动过速鉴别时，食道导联心电图常能揭示：室性心动过速存在比心室率慢的窦性P波和房室分离现象，反之若QRS均与P相关，呈1∶1房室传导或心房率大于心室率，则多为室上性心动过速伴室内差异传导。某些大于200次/分的室上性心动过速（心房肌折返和异位房速）可伴有2∶1房室传导，其P波掩埋在T波中而显示不清，易被误为窦性心律。食道心电图容易确诊这类室上性心动过速，并排除房室结折返性心动过速和房室折返性心动过速。此外，食道电极发出程序刺激终止或诱发阵发性室上性心动过速，对确立诊断和分型均极有价值。

应当指出，小儿各种类型室上性心动过速与成人期有相当大的差异，其相对发病率据加森（Garson）等的统计：顺传型房室折返性心动过速最多见，约占42%；S—F型房室结折返性心动过速次之，占24%；异位房速比成人多见，占11%～20%；窦房结折返占9%～15%；结性自律性心动过速占3.8%；房内折返占2%；逆传型房室折返性心动过速和F—S型房室结折返性心动过速都相当少见。

（二）结性自律性心动过速

结性自律性心动过速以往被称为“非阵发性交界性心动过速”，或“加速的结性逸搏心律”，见于洋地黄中毒、风湿热、心脏手术后等，其心电图特征为：

（1）QRS形态与窦性相同或近似。

（2）频率与窦性心律接近（70～130次/分），常和窦性心律相互竞争，交替控制心室。

（3）常发生干扰性房室分离和心室夺获，偶见逆行P波。

（4）出现和消失都是逐渐发生的，无突发突止的特点。

（三）慢性异位性房性心动过速（chronic ectopic atrial tachycardia）

本病多见于儿童和青少年，可以进一步分为两类：

1. 反复型（repetitive type）

短阵房速反复发作，持续数秒至数分钟；异位房P易辨认，其形态不变而频率随不同的生理状况而多变化，日夜差异可达105次/分，但其频率低于典型阵发性室上性心动过速（阵发性室上性心动过速频率常在160次/分以上）。QRS形态多属正常，可有二度房室传导阻滞，后者并不影响心动过速的存在。

2. 持续型（incessant type）

此型指90%以上时间心脏被房性心动过速控制，余同上。

以上两类共同的特点是：持续存在数月至数年，除少数导致心力衰竭外，预后良好，可能自行消失。对各种抗心律失常药物反应欠佳，使用洋地黄（或加用β受体阻滞剂）可减慢心房率或造成房室传导阻滞，减慢心室率，达到改善心功能的目的。

（四）紊乱性房性心动过速（chaotic atrial tachycardia）

本病为儿童期颇为常见的一种心律紊乱，尤其多见于小婴儿，又名多源性房性心动过速。病因不一，可见于肺炎等心血管系统之外的疾病，亦可见于心肌炎、先天性心脏病等。心电图特征为：

（1）心房率 180～300 次 / 分。

（2）同一导联中至少有 3 种形态的 P 波，但 P 波与 P 波之间有等电线。

（3）P–R、P–P、P–R 间期长短不等。

（4）QRS 形态多数正常，可以有室内差异传导。

（5）伴有程度不等的房室传导阻滞，包括 P 波未下传造成心搏脱漏。

这种心律失常对各种抗心律失常药的反应一般很差。对不是由洋地黄中毒引起的紊乱性房性心动过速，可以用地高辛加心得安，以减慢心率，改善症状。

六、心房扑动和心房颤动

心房扑动和心房颤动二者都是频率极快的室上性心律紊乱。一般认为心房扑动（简称房扑）是激动沿心房内环形运动（circus movement，即环绕心腔周径的大折返，如窦房结区—右房前壁—Koch 三角区—房间隔—右房上壁形成的环形回路）传导形成的，而心房颤动（简称房颤）则是由心房环形运动散发出多发性杂乱的“微折返”形成的。显然心房有足够大尺寸对这类折返性激动的形成有利，因而在幼儿相对少见。以心房颤动为例，如果没有伴发疾病所至的传导缓慢和不应期延长，正常心脏直到 10 岁以后才大到可以维持心房颤动的存在。

（一）心房扑动

（1）心电图特征：P 波消失，代之以频率 280～480 次 / 分（成人可低至 240 次 / 分以下，小儿多大于 300 次 / 分）的匀齐、大小相同的锯齿形波形（F 波），其间无等电线，即为心房扑动。

应注意 F 波并非在所有导联上都清楚可见，通常在 V1 导联最为清楚（也有在Ⅱ、Ⅲ、aVF 导联最为明显的），有困难时可记录 S5 或食道导联心电图。

（2）心房扑动激动下传多呈规律的 2∶1～4∶1，换言之每 2～4 个 F 波中有一个下传，产生正常形态的 QRS，但亦可因室内差异传导或束支阻滞而有所增宽、畸形。房室传导比以 2∶1 传导最多，1∶1 下传甚为少见。1∶1 下传（甚至 2∶1 下传者）的房扑需要与室上性心动过速仔细鉴别，QRS 因室内差异传导而有增宽时甚至要和室性心动过速相鉴别。此时，按压颈动脉窦或洋地黄化增大交界区的阻滞程度，通常可以暴露 F 波的形态，从而获得正确诊断。心房扑动心室律多数极为规则，但亦有因为房室结内产生“隐匿传导”，或其本身存在二度阻滞而导致额外的传导脱落，R–R 间期不规则的现象，例如 2∶1 与 3∶1 或 4∶1 下传并存。

（3）根据 F 波形态和治疗反应，威尔斯（Wells）提出将心房扑动分为两型：普通型 F 波呈规整的锯齿形，频率小于 340 次 / 分（成人），F 波在Ⅱ、Ⅲ、aVF 导联呈负向波，临床特征为容易被程序心房刺激和超速心房起搏所终止；非普通型 F 波可以不如普通型规整，甚至呈“不纯性房扑”，频率大于 340 次 / 分。F 波在Ⅱ、Ⅲ、aVF 导联呈正向波，对程序刺激和超速起搏反应差。

（二）心房颤动

1. 心电图特征

P 波消失，代之以频率 350～600（多大于 400）次 / 分以上的节律不匀齐、大小不等的波浪形小波（f 波），则为心房颤动，又称心房纤维颤动或简称房颤。

心房颤动根据 f 波的振幅高低可分为粗波（波幅大于 0.1 mV）和细波型，后者有时要与伪波干扰（如电极与人体接触不紧密）区别，必要时记录 S5 导联或食道导联心电图确定 f 波。大部分 f 波并不能下传，房室传导比为 2∶1～5∶1 以上，心室节律完全不规则。QRS 形态正常但亦可以增宽，后者的原因常常是伴有室内差异传导，偶亦因为合并预激综合征或合并室性早搏。

2. 心房颤动的心电图诊断与临床结合

（1）房颤的心室率绝对不规则，若 R–R 间期完全整齐（甚至基本整齐）反而应考虑合并有房室脱节或阻滞。

（2）房颤时心室反应（心室率）多在 60～200 次 / 分，大于 100 次 / 分称为快反应，大于 200 次 / 分称为极速型房颤，这样的房颤多见于合并预激综合征的病例。若心室慢反应持续存在，要注意有无洋地黄中毒或合并起搏传导系统功能的障碍，如病态窦房结综合征和完全性房室传导阻滞，后者特征性地表现为心室节律慢而整齐。

（3）房颤出现频繁宽畸 QRS 时，要确定究竟是有室内差异传导的下传激动还是室性早搏（或短阵室性心动过速）常常有相当的困难，但是正确的判断对确定有无洋地黄中毒有很大的临床意义，因为室性早搏的出现多提示洋地黄中毒，而差异传导频繁出现往往提示洋地黄用量不足。一般来说，室内差异传导多发生在比较长的 R–R 间期之后，大多数差异传导的 QRS 呈右束支阻滞图形，心室率较快；而室性早搏多有固定的配对时间，室早之后多有比较长的“代偿间期”，心室率较慢，可资参考。

（4）遇到节律不整齐的宽 QRS 的心动过速，应想到房颤合并 WPW 综合征的可能。此时不可轻率地使用洋地黄，因为洋地黄可促进房室旁道的传导，使 f 波得以更频繁地下传，有导致心室颤动的危险。

小儿心房扑动和心房颤动有若干与成人不同之处。总的来说发生率较成人为低，但是其中心房扑动较成人相对多见（成人心房颤动为心房扑动的 10～20 倍，小儿为 0.7 倍），新生儿期尤为多见（占该年龄段所有心动过速的 9%～14%）；成人期病因不确定的特发性心房颤动多见，而小儿有所谓特发性心房扑动，发病在新生儿期；由于心肌炎是常见病因，而且心室率常较快（婴幼儿心房扑动 1∶1 下传者不少见），因此小儿心房颤动和心房扑动并发心力衰竭比较多见。

房扑和房颤可以在同一例患者存在，并相互转化。洋地黄倾向于使房扑转化为房颤（然后常常可以再转复为窦性心律），奎尼丁类药物作用则相反。有时存在介乎房颤和房扑之间的类型，如 F 波不完全规整，或其频率过快（大于 500 次 / 分），被称为“不纯性房扑”。

七、室性心动过速

（一）心电图特征

（1）室性早搏连续出现 3 次以上，即可称之为室性心动过速（VT）。一般而言，室性心动过速的心电图有以下的特征：①三个或三个以上连续的增快的心搏，其 QRS 增宽，T 波方向与主波相反；②如能发现 P 波，则 P 波的频率比 QRS 波频率慢，P 波与 QRS 之间无固定关系；③如能发现有 P 波传入心室，则心室可以由下传激动夺获，或形成室性融合波。

从以上描述可以看出，诊断室性心动过速的要点实际上就是增快的异常 QRS 加上房室脱节的证据。应当指出，上述室性心动过速的房室脱节的心电图特征在一两个导联上可能并不明显，应用多导联同步描记或分别记录 12 导联心电图将有助于证实诊断。

（2）心室夺获和室性融合波是房室脱节的有力的间接证据，其心电图特征是：

1）心室夺获：在一连串室性 QRS 波中，有一次或数次窦性 P 波偶然通过交界区下传到达心室，暂时地控制了心室的电活动，并使室速的节律重整。

2）室性融合波：下传的室上性激动与来自心室异位起搏点的激动几乎同时引起心室除极，各自控制了一部分心室肌，产生的 QRS 波形态界乎于窦性 QRS 和单纯的室性 QRS 之间。室性融合波的 QRS 时间应小于窦性 QRS 时间＋ 0.06 s，其 P–R 间期应小于等于窦性 P–QRS 的 P–R 间期，二者之差也不超过 0.06 秒。这是因为任何部位的心室异位激动最多只需 0.06 秒便可到达房室束分叉部的缘故。

（二）室性心动过速的鉴别诊断

室性心动过速的心电图诊断具有特殊的临床意义，因为这样的诊断常常提醒临床医生注意到这是一种引起严重低心排出量和危及生命的心律紊乱，从而给予强有力的，甚至是紧急的治疗措施。室性心动过速的诊断一旦提出，就应当进一步做好两件事：鉴别诊断和心电图分类。

室性心动过速的鉴别诊断实际上主要是与各种宽 QRS 的室上性心动过速相区别。具体来说有以下几种，其中以第一种情况最为常见：

1. 室上性心动过速伴心室内差异传导

当室上性心动过速心动周期短于某一束支的不应期时即可出现。QRS 形态以右束支阻滞最为常见，但亦可能为左束支阻滞甚至不符合束支阻滞图形。

2. 室上性心动过速伴束支阻滞

室上性心动过速伴束支阻滞只需比较心动过速的 QRS 形态和窦性心律时的 QRS 形态，二者应相同。

3. 在 WPW 综合征的基础上发生的逆向型房室折返性室上性心动过速

QRS 增宽非常明显，而且其 QRS 形态实际上是窦性心律时 QRS 的一种“夸张”，后者的 δ 偏转显著扩大延长。

4. 心房颤动伴 WPW 综合征

心房颤动伴 WPW 综合征与多形性室性心动过速不同的是，虽然两者心律均绝对不齐，前者 QRS 电轴始终是恒定的，而且在宽 QRS 中不时夹杂正常形态的 QRS 波。窦性心律恢复后呈现 WPW 综合征心电图特征。

如果能得到心动过速发作前、后窦性心律的心电图进行比较，对判断心动过速的性质将很有帮助。窦性心律时有房性或交界性早搏，支持室上性心动过速的诊断，而室性心动过速的 QRS 波则与窦性心律时室早的 QRS 基本相似。除此以外，室性心动过速节律常常不是绝对匀齐，阵发性室上性心动过速则具有节律绝对匀齐、突发突止、容易被刺激迷走神经的方法终止发作等特点，也有助于鉴别诊断。应当指出，尽管有以上鉴别诊断要点，很多时候仍然难以有把握地判断宽 QRS 心动过速的性质。鉴于将室性心动过速误诊为室上性心动过速可能造成极为严重的后果，而且室上性心动过速伴差异传导在儿科发生率较成人低得多（仅占 2%），儿科医师在无把握区分两者时应先按室性心动过速处理。

（三）室性心动过速的分类

一般将室性心动过速按电生理机制区分为早搏性室性心动过速和室性自律性心动过速。早搏性室性心动过速又包含"触发激动（triggered automaticity）"和"折返（re–entry）"两种机制，具有发作性，又称为"阵发性室性心动过速"，频率较快，达 120～270 次 / 分甚至更高，容易转化为心室纤颤。室性自律性心动过速又称"非阵发性室性心动过速"或"加速的室性逸搏心律"，其频率高于心室自身节律，但又比阵发性室性心动过速慢，多不超过 120 次 / 分，其发作起始的数个心搏的频率逐渐加快（warm–up 现象），不能被超速起搏所抑制为其特点。

必须指出，虽然理解可能的电生理机制对分析室性心动过速的病因、确定需要做的检查和选用正确的治疗都十分重要，但是凭体表心电图实际上并非都能作出这样的分类。上述两类室性心动过速的心电图特征只能说是相对的。然而，结合某些临床特征，还可以区分出一些儿科临床上很有意义的室性心动过速类型（其中某些分类互有重叠）：

1. 多源性室性心动过速

心动过速起源于二个以上的异位起搏点，相应地有两种以上形态的 QRS，配对时间和 R–R 间期均不固定，又称为"紊乱性室性心律"，很容易发展为心室扑动、颤动。尖端扭转型室速就是一种比较常见的多源性室性心动过速。

双向性心动过速（bidrectional tachycardia）的特征是两种 QRS 波形态不同、主波的方向相反，二者交替发生。其 R–R 间期恒定，足以与"室早二联律"相鉴别。过去被认为是一种少见的室性心动过速，近年也有人认为多数是室上性的。这种心动过速典型地见于洋地黄中毒和严重心肌疾病。

2. 持久型室性心动过速（ incessant ventricular tachycardia）

持久型室性心动过速多见于婴儿和儿童，是一种近年来才被儿科学界确认和研究的心动过速类型。所谓"持久"，通常指心脏由室性心动过速控制的时间超过了 10%。其频率变化大，从略高于窦性心率上限直至 400 次 / 分，QRS 形态异常但 QRS 时间从正常到极度延长（已报道病例为 60～212 毫秒）。由于病因未明，一般被称作"特发性室性心动过速"。既往的经验提示本症对大部分抗心律失常药物抵抗。有不少研究者认为，小儿特发性室性心动过速预后相对较好（长期随访死亡率仅 5.6%），只需用药物将心室率控制在可代偿范围（儿童小于 130 次 / 分，新生儿小于 150 次 / 分）即可，勉强转复常常弊大于利。有趣的是外科手术切除心肌病灶，多数标本中发现心脏肿瘤，主要是错构瘤。近年采用经导管电击消融术治疗，为本病的根治带来新的前景。

3. 致心律失常性右室发育不良合并室性心动过速（VT in arrhythmogenic rightventricular dysplasia）

这种室性心动过速呈左束支阻滞形态，伴有右室扩张和右室功能不良，室性心动过速常因运动诱发，较难控制，常有家族史。临床典型的儿童期病例罕见，但是细微右室异常需要心血管造影才能确定的病例在儿童期可能仍有一些。

4. 束支分支型室性心动过速（ fascicular tachycardia ）

这是一种并不多见，但极易误诊为室上性心动过速的心律失常。异位起搏点位于 His 束分叉以下的左前分支或左后分支内，偶亦位于右束支近段。临床和心电图特点为：

（1）多无严重症状，且多无器质性心脏病变，属特发性室性心动过速的范畴。

（2）室性心动过速的 QRS 时限小于等于 0.12 s，多数呈 RBBB 伴电轴左偏（或右偏），偶亦可呈 LBBB 伴电轴左偏。窦性节律时 QRS 正常，但可能有与室性心动过速形态相似的室性早搏。

（3）有房室脱节现象，His 束电图显示：A 波与 V 波分离，V 波前有 H 波，HV 间期较窦性心律时显著缩短。

（4）利多卡因等多种抗心律失常药物疗效差，甚至食道调搏、心室程控刺激均不能终止发作，但常常对异搏定反应良好。

5. 尖端扭转型室性心动过速和长 Q–T 综合征

尖端扭转型室性心动过速（torsade de pointes）是一种形态特殊、预后严重的多形性室性心动过速，其引起的血动力学紊乱介乎于单源性室性心动过速和心室颤动之间，多导致阿 – 斯氏综合征发作且容易转为心室颤动致死。心电图特征是：一系列宽大畸形的 QRS–T 波，频率为 160～280 次 / 分，其振幅不断改变，主波方向每隔 3～10 个心搏向相反方向倒转，有如围绕等电线扭转一般。此种室性心动过速产生的机制是心室肌弥漫性的复极不一致，可见于低钾、奎尼丁、锑剂、乌头等药物中毒和先天性长 Q–T 综合征（LQTS）。

LQTS 半数以上起病于儿童期，多数有家族遗传史，早期诊断正确治疗效果良好。一般认为 Q–Te 超过 440 毫秒有诊断价值。但从近年提出的修正诊断标准来看，不同程度的 Q–T 延长、各种伴随心电图改变，甚至不同性别都有程度不等的诊断价值。也可以看出，少见情况下 Q–Te 正常，具有其他典型特征如尖端扭转型室性心动过速加上应激状态诱发晕厥，亦可考虑诊断为“LQTS”。

还应指出，尖端扭转型室性心动过速中继发于先天性 LQTS 者，室性心动过速发作多与交感兴奋有关，发作前有窦性心动过速，β 受体阻滞剂可预防发作；继发于低钾、药物等后天因素者室性心动过速常在一个长周期或长间歇之后发作，用异丙基肾上腺素治疗有效。

八、心室扑动和心室颤动

心室扑动为匀齐连续的快速波动，频率为 200 次 / 分左右，不能分辨 QRS 和 T 波，亦无等电线可见。一般持续时间甚短，很快就转化为心室颤动，因此有时可见到扑动与颤动之间的过渡形式，称为不纯性扑动。

心室颤动的 QRS 和 T 波完全消失，呈不规则的、大小形态各异的颤动波，频率为 250～500 次 / 分。颤动波的振幅小于 0.5 mV 者称为粗波形室颤，小于 0.5 mV 者称为细波形室颤，后者电击除颤效果不佳，应首先注射肾上腺素将其转化为粗波形，然后再除颤。心室颤动未能转复者逐渐变慢变小直至成为一根直线。

心室扑动和颤动都造成实际上的心停搏，产生阿－斯综合征，不予救治迅速死亡。

（王晓丽）

第三节　先天性心脏病的心电图

先天性心脏病种类繁多，但是其基本的心血管结构异常不外乎：①心血管腔室之间的异常交通，引起左向右分流或右向左分流；②局部狭窄引起对血流的阻碍；③心血管节段的错误连接。房、室的负荷过重引起相应的心房肥大、心室肥厚心电图，通常反映这些结构异常造成的血流动力学后果。当心室肥厚心电图符合左、右心室“压力负荷过重”或“容量负荷过重”的特征时，心电图可以提供支持或反对某种先天性心脏病特殊的血流动力学改变的诊断线索。例如，临床诊断继发孔房间隔缺损，如果心电图表现为右室收缩期负荷过重，应考虑诊断有无错误，或除房间隔缺损之外是否还并存有肺动脉狭窄。心房、心室位置的异常或发育不良，以及与先天畸形同时存在的各种传导障碍，使先心病的心电图表现多种多样，有时其心电图特点还具备十分重要的诊断价值。例如，房间隔缺损心电图电轴显著左偏提示原发孔缺损，电轴右偏则提示继发孔缺损。

右位心和其他心脏位置异常

“右位心”一般指心脏大部分位于右侧胸腔，心尖指向右侧。这时两侧心房、心室和大动脉三大节段可以出现复杂的相互位置变异，在多数情况下精确的解剖学诊断只能通过心血管造影来确定，但是心电图可以提供判断心房、心室位置的很有价值的信息。

（一）心房和心室的定位

窦房结几乎总是位于形态学的右心房内。P 向量指向窦房结所在一侧的反方向并略朝向下方。例如，P 电轴若位于左下象限（0～＋90°），提示窦房结位于右侧，因之右心房也应在右侧。反之，若 P 电轴位于右下象限（+90°～180°），可以推论形态学的右心房位于左侧，这种情况常见于所谓的“镜像右位心”。

在有室间隔存在的前提下，q 波所代表的室间隔除极的方向，总是从形态学的左心室朝向形态学的右心室进行的。正常左心室在右心室的左侧，Ⅰ、V5 和 V6 导联上出现 Q 波，因为室间隔除极向量是离开这些导联的正极而去的。反之，若形态左室在形态右室的右侧，Ⅰ、V5 和 V6 将会没有 Q 波，Q 波会出现在右心前导联如 V1、V3 R，甚至 V6 R 上。当然，如果同时存在右室肥厚、心肌梗死等导致异常 Q 波的病理情况，Q 波分布与形态左、右室相对空间的关系可能被扰乱。因此，心电图对心室位置的诊断只有相对的价值。

（二）右位心的心电图特征

1. 镜像右位心

心脏大血管完全性的左－右关系对换，由于按一般规律心房位置应与内脏器官的左右位置一致，所以这种情况下内脏器官亦左右互换，又称为全内脏转位，常可不伴有其他心脏畸形。P 电轴 +90°～180°，Q 波出现在 V5 R、V6 R 等右心前导联上。导联Ⅰ、aVL 的 P、QRS 和 T 波均倒置，R 波电压从 V1 到 V5 逐渐降低而 S 波逐渐增深，V3 R、V5 R 记录的图形和正常人 V3、V5 相似。上述特点，除了心前导联 QRS 波形嬗变的规律不同外，与左、右手电极反接的技术错误记录下来的心电图非常相似，在鉴别诊断时应首先予以排除。

2. 右旋心（dextroversion）

心尖朝向右侧，但心脏各房室之间的左 – 右关系保持不变，多数伴有其他心血管畸形。P 电轴仍在 0～+90° 范围，Q 波仍出现在Ⅰ、V5 和 V6。心电图特殊之处在于：左心前导联显示进行性的 QRS 幅度的降低，因为这些导联电极越来越远离心脏。右心前导联 V5 R 和 V6 R 并无 Q 波出现。

（三）其他房、室位置关系和结构异常

（1）单独存在的心房或心室的倒转（atrial or ventricular inversion）：仅两个心房左 – 右关系异常，P 电轴向右下方，但是 Q 波仍出现在 V5、V6，提示两个心室之间的左 – 右关系仍然保持；或仅两个心室左 – 右倒置，两个心房之间的左 – 右关系正常。后者见于纠正型大动脉转位（1–TGA），其 P 电轴正常，Q 波出现在 V5 R 到 V6 R，常常合并房室传导阻滞。这两种情况下，心尖朝左或朝右将决定其是左位心还是右位心。换言之，心脏在胸腔左侧时也可以有心脏腔室的位置异常。

（2）心房的结构偶有更为复杂的畸形组合，如心房位置不定（可为双侧右房结构，或双侧左房结构），临床上表现为伴有复杂心血管畸形的“多脾综合征”或“无脾综合征”，心电图复杂畸异，兹不赘述。

（3）单心室（univentricular heart，又称“单室心”或“心室双入口”）：此畸形的本质是心脏仅有单一的一个发育完整的心室（为右室结构或为左室结构），另一个“心室”发育不全，为缺乏流入道的“心室残腔”。后者通常很小，因而左、右心房的血流都引流入同一个主心室。正常 Q 波（或 QRS 的初始向量）是由室间隔的除极产生的。因此可以预料单心室应有 Q 波的异常，因为在这种情况下室间隔完全缺如或发育不良。此外，因仅存一个主心室以及传导系统的异常，相应出现下列的心电图异常：

1）Q 波（或初始向量）的异常：各心前导联均无 Q 波（见于 60% 的病例），QRS 初始向量朝前并略向左。各心前导联均有 Q 波（见于 15% 的病例），QRS 初始向量朝后并略向右。Q 波出现在右心前导联（V1～V4 R），而左心前导联无 Q 波（占 25%），其初始向量向左向后。

2）所有心前导联的 QRS 形态均相似，可为 rS、RS 或 QR 型。

3）心前导联 QRS 电压可为右室优势、左室优势或左右室均势（左右心前导联均有高 R 波）。

4）常常合并Ⅰ度或Ⅱ度房室传导阻滞、室上性心动过速或 WPW 综合征。

（王晓丽）

第四节　与 ST–T 改变有关的心电图诊断

一、非器质性病变的 ST–T 改变

（一）并非所有 ST–T 改变都有病理意义

儿童常见的非器质性心脏损害的 ST–T 异常有：

1. 早期复极综合征

所有T波直立的导联都有S–T段的抬高；反之，T波倒置的导联都有S–T压低。QRS波的终末部分粗钝，T波高尖，但是动态观察并无变化。

2. β受体功能亢进综合征

近年来，发现部分儿童和青少年心电图有不明原因的S–T段压低和T波倒置，部分病例还伴有S–T段压低，但T波倒置易变，经观察可以排除心肌炎的诊断，而认为与β受体功能亢进有关。患儿常为女性学龄儿童，多有窦性心动过速、心悸的临床表现，其心电图特点为：

（1）Ⅱ、Ⅲ、aVF、V5或V6导联T波低平或倒置，可伴有S–T段下移。

（2）站立位和运动试验可使ST–T改变加重，入睡后心率减慢，T波正常。

（3）口服心得安后T波可恢复正常。

（二）T波的正常变异

除上述以外，还有一些T波的正常变异，容易被误诊为心肌损害，例如：

1. 二点半综合征（half–past–two syndrome）

T波在、Ⅱ、Ⅲ、aVF倒置，使T波平均电轴在 –30° 左右；而QRS电轴为 +90°，QRS–T夹角达 +110°。这样一来，额面QRS和T波平均电轴的位置有如二点半的时候时钟长、短针的位置。本病多见于消瘦的青年，运动后、右侧卧位及口服钾盐可使心电图恢复正常。

2. 孤立性负T波综合征

V4、V5的T波倒置，余皆正常，偶见于某些无力型的青少年。右卧位可使T波直立。本病可能与心尖与胸壁接触过紧有关，故又称为“心尖现象”。

二、心包疾病所致的ST–T改变

多数心包炎病例出现有诊断意义的心电图改变。不论病因如何，心电图改变都是相似的：

（1）普遍低电压，此征与急性期心包积液导致的电短路有关，渗出液吸收以后电压可恢复正常，但疾病进入慢性缩窄性心包炎阶段将再度出现低电压。

（2）大量心包积液时部分导联QRS波的振幅有周期性的改变，称为QRS波的电压交替现象。

（3）心动过速。

（4）时间依赖的ST–T改变，即：急性期（数小时或1～2天）各导联均出现ST段抬高，T波高耸；2～3天后ST段回复接近正常，继而出现各导联或多数导联T波平坦或倒置，起病2～4周后T波倒置，持续1～2个月。进入慢性缩窄阶段T波亦普遍低平或倒置。

三、电解质紊乱所致的ST–T改变

各种电解质紊乱中以血钙、血钾的改变对心电图的影响最为明显，以首先累及心肌的复极过程为其共同特点。

（一）低钙血症

心室复极过程延长，特别是动作电位第2相。心电图S–T段平坦延长（并无偏移），Q–Tc亦相应延长，T波正常。

（二）高钙血症

血钙过高在临床并不多见，心电图表现为S–T段缩短或消失，Q–Tc相应缩短，T波时限正常。

（三）低钾血症

血钾浓度低于正常时心电图出现一系列特征性改变：

（1）u波振幅增大，以心前导联最为明显。增大的u波往往重叠在T波顶峰之后，使T波呈双峰样。Q–T间期常不易测量，看上去是延长的Q–T间期实际上是含u波的Q–U间期。

（2）T波平坦或双相，T波的终末部分常因u波的增大而不易辨认，T、u融合。

（3）S–T段下移。

（4）严重低血钾时P–R间期延长，进而出现窦房阻滞和其他各种心律失常。

（四）高钾血症

随着血钾浓度的逐步升高，心电图表现为T波高耸，基底部狭窄，呈高而尖的“帐篷样”T波。若血钾浓度进一步增高，可出现QRS增宽、畸形、P波消失，最终发生心脏停搏。

四、药物作用所致的ST–T改变

（一）洋地黄所致ST–T改变

心电图上洋地黄的药物效应应当与洋地黄中毒相区分。

1. 洋地黄效应

洋地黄效应主要限于对心室复极过程的影响：Q–Tc缩短；在R波为主的导联S–T段下垂型下移；T波高度降低，继而出现倒置，T波的前肢与下垂型下移的S–T段已无明显分界而其后肢陡峭上升，到达并超过等电线，形成所谓“鱼钩样”ST–T改变和“先负后正”的双向T波。洋地黄作用的另一表现是P–R间期延长，但是在小儿很难区分轻度P–R延长到底是洋地黄作用还是过量，所以临床一般应作为过量看待。

2. 洋地黄中毒

除了上述P–R间期延长（I° AVB）外，理论上在用洋地黄以后才出现的心律失常都应该考虑是洋地黄中毒的表现，停药后消失则进一步证实。其中多见的是异位兴奋或（房室）传导障碍，二者兼有则更典型。一般认为下述几种是比较有特征的洋地黄中毒心律失常：

（1）室性早搏二联律或室性心动过速。

（2）房室传导阻滞（尤其是窦性心律时的二度I型房室传导阻滞、心房颤动时的高度房室传导阻滞）。

（3）房性心动过速伴有房室传导阻滞。

（4）非阵发性交界性心动过速伴房室脱节。

（5）双向性心动过速（指QRS主波交替向上、下偏转的心动过速，儿科少见）。

（二）奎尼丁、普鲁卡因酰胺所致心电图改变

这类“膜抑制剂”引起的心电图改变是相似的，较大剂量时T波增宽，Q–Tc延长，T波变低并可出现高大u波，易因此而诱发室性心律失常尤其是室性心动过速和心室颤动。

原则上 Q–Tc 延长 25% 以上时应当停药。

五、心肌疾病所致的 ST–T 改变

（一）心肌炎

各种心肌炎心电图改变都是类似的，主要包含两类异常：各种心律失常（如各种过早搏动、心动过速、传导阻滞等等）和心肌损害的心电图表现。后者主要是 ST–T 改变，包括 R 波为主的导联 S–T 段轻度下移；T 波低平或倒置；Q–Tc 延长。部分病人就一帧心电图来看，Q–Tc 值没有超出正常范围，但从一系列心电图动态观察，可能揭示 Q–Tc 在病程中改变的趋势。

（二）心肌病

心肌病心电图除了与心肌炎相似的上述改变外，还常常表现为心室肥厚。肥厚型心肌病尤其如此。相反，心肌炎的病例很少出现心室肥厚的心电图，表现为 QRS 低振幅的更为多见。心内膜弹力纤维增生症与婴儿期起病的原发性扩张性心肌病表现出非常相似的形态学特征，但是二者的心电图除了都有左室肥厚外，心内膜弹力纤维增生症常常有显著的左心前导联 T 波低平、倒置，一般认为对二者的区别诊断有一定的提示意义。

（三）二尖瓣脱垂

二尖瓣脱垂的患儿心电图可以出现 T 波改变，后者被认为可能与乳头肌功能不良有关。其 T 向量可朝上（造成Ⅱ、Ⅲ、aVF 导联 T 倒置）、向右（TV5 倒置）或向前（TV3 倒置），T 波改变常常是不恒定的，同时常伴有突出的 u 波。

（四）小儿急性心肌梗死的心电图诊断

心肌梗死发生和进展过程显示为序列的、动态的心电图变化。小儿急性心肌梗死可参照以下诊断标准：

（1）新发生的 Q 波增宽，Q 波宽度大于 35 ms。

（2）先前存在的 Q 波，其幅度加深或宽度增大至大于 35 ms。

（3）在一系列心电图检查中出现新的 Q 波。

（4）Q 波切迹。

（5）ST 段抬高大于等于 2 mV，Q–Tc 大于等于 0.44 s。

其中第（4）条对非急性的心肌梗死意义不大。即便在急性心肌梗死，也应与其他指标配合作为诊断标准。值得注意的是，Q 波的宽度增加是最特异的诊断依据，Q 波增深只在诊断川崎病心肌梗死有肯定的诊断价值。

各种心肌病和严重的心肌炎都可能出现心肌梗死的心电图改变。其中梗阻性肥厚型心肌病因为有室间隔的非对称性肥厚，往往在Ⅱ、Ⅲ、aVF、V3～V6 出现深而宽的异常 Q 波，R 波可以降低或消失，被称为“假性心肌梗死”。异常 Q 波在心内膜弹力纤维增生症中也相当常见。值得注意的是，青紫型先天性心脏病部分病例出现异常 Q 波或 QS 波，或许与其心内膜心肌缺血缺氧有关，但不能排除心肌梗死的可能性。

（王晓丽）

第五节 心电图的导联系统和心电轴

一、常用的心电图导联系统

将两个电极板放置在体表，即可记录到心电图，这两个电极就组成了一个导联，正负电极之间的假想连线就称为导联轴。应注意导联轴是有方向的（从负极到正极为其正向，反之为其负向）。常用的导联系统有两类：

（一）肢体导联

肢体导联包括标准导联Ⅰ、Ⅱ、Ⅲ和加压单极肢体导联 aVL、aVR 和 aVF。将红色导联线接右臂电极，黄色接左臂，绿色接左下肢，黑色接右下肢作为地线。此时将导联旋钮开到Ⅰ导联位置，左上肢就联结于心电图机的正极，右上肢则联结于负极，记录下Ⅰ导联心电图。依此类推，Ⅱ导联是左下肢为正极、右上肢为负极记录到的心电图；Ⅲ导联是左下为正、左上为负的心电图。当左上、左下肢体电极同时接负极时，右上肢的正电极记录到所谓“单极”心电图，而且电压增高，称为加压单极肢导联 aVR。其他两个加压单极肢导联可以类推。

（二）心前导联

在配合放置肢体电极的同时，在胸壁心前区安放的电极记录的心电图也被看作“单极”心电图，称为心前导联。放置电极时注意将 V1、V2 放在胸骨右、左缘第 4 肋间，V4 放在锁骨中线第 5 肋间，V6 放在腋中线，这样就不容易出错了。注意与 V3、V4 相对称的 V3 R、V4 R。小儿有生理性右室优势，而且先天性心脏病也常累及右心，因此记录 V3 R 甚至 V4 R 在儿科心电图中成为常规步骤。除此以外，还可引申出 V5 R、V6 R、V7、V8，等等。

作为心电图检查的常规组成，六个肢体导联加上 V1～V6 六个胸导联，组成所谓的 12 导联常规心电图（在儿科常常还要加上 V3 R、V4 R）。常规使用这些导联的主要理由，显然是因为肢体导联系统和胸导联系统构成或近似地构成两个互相垂直的平面（额状面和冠状面），投影在这两个平面上的心电图实际上包含了描述立体心电向量环的比较完整的信息。

二、特殊的心电图导联

除了上述常规的导联体系外，以下为特殊目的使用的心电图导联：

（一）S5 导联（Lewis 导联）

医生采用心电图机“Ⅰ导联”的电极，将“右手”电极（－极）置于患者胸骨柄的上方，“左手”电极（＋极）放置在患者胸骨右缘第 5 肋间。这样记录到的心电图 P 波显示得特别突出，用于 P 波波幅特别小或者被部分地掩盖、判断困难的病例。此导联也可用作心电监护。

（二）食道导联

医生采用带有食道电极的特殊导管经患者鼻插入至心房后方，记录到的心电图 P 波特别清晰高大，十分有利于心律失常的诊断分析，多与经食道心房调搏同时进行。

（三）监护导联

随着急救医学的发展，心电监护应用越来越广泛。一个良好的监护用的导联的电极应该安放简便，尽可能模拟某个常规心电图导联，可以提供分析心律失常和/或心肌缺血尽可能多的诊断信息，而且不妨碍心脏听诊和心肺复苏的操作。常用的监护导联有好几种，这里介绍的 MCL（Modified chest–left arm lead）导联是其中最常见的一种：采用心电图机“Ⅰ导联”，“右手”电极为（－）极，置于左锁骨下外 1/3 处，“左手”电极为（＋）极，放置在 V1 位置，“右脚”电极为接地，放在右锁骨下外 1/3 处。此导联拟似 V1 图形，有助于识别异常 QRS 是室性还是室上性伴差异传导，P 波亦有清楚的显示。MCL5 导联与之相似，唯一的不同是其（＋）极放在 V5 位置，图形模拟 V5。

三、额面心电轴和 Bailey 氏六轴系统

六个肢体导联轴实际上分布在同一个平面即额状面上。我们粗略地认为邻近的导联轴两两之间夹角大致相等，均为 30°。这样就形成了一个很规范的坐标系，一般称之为贝利（Bailey）氏六轴系统。掌握这个参照系统，对于我们理解心电轴乃至心电向量的概念都很有帮助。在此坐标系内，进而可以用 –Ⅰ～+Ⅰ轴和 –aVF～+aVF 轴将整个额状面分隔为左下象限（1 象限）、右下象限（2 象限）、右上象限（3 象限）和左上象限（4 象限）。我们把心电向量环在额面上进行投影，得到一个额面向量环，这个向量环的主体方向被称作“额面平均心电轴”，实际上经常被简称为“QRS 电轴”，甚至“电轴”，用来描述心室除极的最大瞬时向量。当然，心电向量环还有反映心室肌复极和心房肌除极的附加成分，可以将它们投影到额面上得到相应的 T 电轴、P 电轴等。导联Ⅰ在六轴坐标中代表 0° 方向，以此为准，当 QRS 电轴位于第 3 象限的时候，似乎既可判断为极度左偏，也可判断为极度右偏。一般认为：QRS 起始向量朝右下者（Ⅰ、aVL 有 Q 波）是电轴极度左偏；反之，QRS 初始向量朝向左上者应判读为极度电轴右偏（Ⅱ、Ⅲ、aVF 有 Q 波或有 QS 波）。

额面 QRS 电轴的推算采用以下办法：

（1）选取任意两个肢体导联（习惯上多用导联Ⅰ和Ⅲ），测量并计算 QRS 综合波的代数和作为“净波幅”。例如，q 波为 –0.5 mm，R 波为 14.5 mm，S 波为 3.0 mm，则 QRS 净波幅为 14.5– 0.5 – 3 = 11（mm）；又如：无 q 波，R 波为 5.0 mm，S 波为 – 18.0 mm，则 QRS 净波幅为 5 – 18 = – 13（mm）。

（2）在Ⅰ导联和Ⅲ导联轴上分别找到并标记出相当于其 QRS 净波幅的点，若净波幅为正，则该点在该导联轴的正侧，反之则落到该导联轴的负侧。

（3）从上述两个点引出直线与该导联轴垂直，延长这两根垂线使之相交。

（4）把六轴坐标的中心与两垂线的交点以带箭头的直线相连，这条直线就代表 QRS 电轴。

作为临床医师，在阅读一帧心电图的时候也可以用肉眼近似地判断 QRS 电轴。笔者在此推荐这种肉眼电轴判读法，除了能推而广之，方便地应用于 T、P 电轴的判读外，更重要的是帮助读者更深入地掌握心电向量概念，并在实际工作中应用自如。

必须牢记，Ⅰ导联和 aVF 导联互相垂直组成直角坐标系，六轴系统的相邻导联轴间夹角为 30°。

判读的第一步，是根据Ⅰ、aVF 轴上 QRS 综合波净波幅，决定平均电轴在哪一个象限。举例来讲，Ⅰ导联上净波幅为正值（＋），意味着平均电轴在 aVF 轴的左方，aVF 导联净波幅为正值（＋），平均电轴应在Ⅰ导联轴的下方。只有第 1 象限（0° ～+90°）才同时满足这样的条件，因此平均电轴肯定位于1象限。类似地，若Ⅰ导联上QRS净波幅为负值（–），aVF 导联 QRS 净波幅为正值（＋），可以推断平均电轴位于 4 象限。

第二步，找到个肢导联，其QRS近似地呈等幅的正负双向波，如RS型，振幅与S相近。可以判断 QRS 电轴大致与该导联轴的方向垂直。当然，QRS 电轴还应当落在预计的象限内。例如，发现 aVL 导联 QRS 呈等幅 RS 型，可初步判断 QRS 电轴与 aVL 垂直，若预计在 1 象限则应为 +60° 左右。

第三步，比较各个肢导联，找到具有最大振幅（R 波最高或 S 波最深）QRS 波的导联。如果该导联 R 波最高，平均电轴应非常接近这个肢导联；如果是 S 波最深，则平均电轴应该在该导联的反向延长轴上。当然，这样的判断应与预计的平均电轴所在象限相符合。有时只能找到两个导联，其 R 波均属最高，彼此难分高下，这时可以判断 QRS 电轴正好在两个导联轴的分角线上。例如，aVF 和Ⅰ导联的 R 接近而且最大，可判定 QRS 电轴在二者之间，约 +105° 。

应当指出的是，当多个肢体导联 QRS 呈双向等幅波形时，QRS 电轴无法用一般的方法加以判定。事实上，这种病例 QRS 向量投影到额面形成两个主体环。此时合理的推断电轴的方法是：将 QRS 分为初始部分和终末部分，分别推导出各自所代表的向量的主体方向。

小儿额面 QRS 平均电轴的方向随年龄的增长而有变化，其与Ⅰ导联轴（0° 方向）的夹角逐渐减小，反映了随着生长发育右室电优势逐渐被左室电优势所取代的过程。超过相应年龄的正常范围，称之为“电轴右偏”或“电轴左偏”。心电轴与心脏的相对位置有一定关系（悬垂型心脏电轴多右偏，横置型心脏则多左偏）；心室肥厚亦造成电轴偏移（右室肥厚电轴右偏，左室肥厚电轴左偏）；肺气肿常有电轴左偏。

四、水平面上的导联轴体系

常用的心前导联（V3 R～V6）可以近似地看作排列在人体的冠状平面上。因此，心前导联实际上组成了另一个描述心电向量环在水平面投影的导联轴体系，其中 V 为 0° 方向，V6 近似地位于＋ 60° 方向，V4 近似地位于＋ 120° 方向。只不过这个导联轴体系在临床上不如额面六轴体系那么经常地应用于心电轴检测的而已。

五、P 波和 T 波的电轴

P 波和 T 波的电轴与 QRS 电轴的道理和方法完全一样，也可以在额面上找到 P 波和 T 波的平均电轴。

P 电轴的主要用途在于确定心房起搏点的位置。窦性心律的正常 P 电轴方位为 0° ～ +90° （平均为＋ 70° ），换言之 P 电轴在 1 象限之内，心房反位时窦房结位于左上方，因此 P 电轴方向在第 2 象限内。当 P 电轴向上时通常称作“逆行 P 波”，如交界区或心室激动经房室结逆传心房（称为“室房传导”），P 电轴为 –60° ～–90° 方位。

额面 T 电轴通常在 0° ～+90° ，但是因为 T 波反映心室复极过程，所以 T 电轴要和 QRS 电轴结合起来考虑。T 波方向与 QRS 方向通常一致，换言之 QRS 电轴和 T 电轴之间的夹角应当不大。在任何年龄，若 QRS–T 夹角大于 90° 可以认为是明确的异常。T 电轴如果移到了 1 象限之外，QRS–T 夹角增大的诊断意义比 T 电轴正常时更大。

（王晓丽）

第六节　正常小儿心电图及其年龄衍变

一、正常小儿心电图的年龄变化

小儿心电图学的最大特点是研究主体为一个不断生长发育的群体，因此小儿心电图存在与年龄相关的衍变不足为奇。大部分与年龄有关的正常心电图衍变都关系到左、右心室重量比的变化。胚胎循环的特点是：肺血管床基本处于不开放的状态，肺循环阻力增高；动脉导管开放，右心室通过动脉导管面对体循环射血，因此右心室负荷相对较重。出生后早期肺循环开放、动脉导管关闭，右心室压力负荷的急剧降低，而左心室的压力负荷持续升高，因此左右心室的重量比发生改变。在心电图学上，这样的变化就决定了心电活动由反映婴儿期的右室优势逐渐向反映成人的左室优势转移的大趋势。

随着年龄的增长，正常小儿心电图发生如下的衍变：

（1）心率逐渐降低，各种心电图波形的时限和间期逐渐延长。

（2）QRS 向量从婴儿期的向右向前渐变为成人的向左向后。在额面上 QRS 电轴右偏的角度越来越小。

（3）RV1 逐渐降低，RV5 逐渐增高；反之 SV1 逐渐加深，SV5 逐渐变浅、消失。因此，右心前导联 R/S 振幅比逐渐下降，左心前导联 R/S 逐渐升高。

由此不难理解，年龄越小，心前导联 R/S 接近于 1 的“过渡区”越是向右侧移动。这也就说明了，为什么对婴幼儿我们要求常规加做 V3 R 甚至 V4 R，以便找到“真正”强烈反映右室电活动的“右心前导联”心电图图形。

（王晓丽）

第七节　正常小儿静态心电图及动态心电图特点

一、心率较成人快，窦性心律不齐较多见

（1）除 7 天内新生儿外，小儿心率每日逐渐增加，至出生 1 个月前后最快，以后随年龄增长而减慢，至 10 岁以后大致达到成人水平。

（2）由于小儿心率较快，窦性心动过速和心动过缓的标准与成人不同。

（3）小儿心率不仅比成人快，而且窦性心律不齐在各年龄组均多见。

据国内外文献统计，新生儿最高心率为 85～250 次 / 分，其中生后 1～3 天最高心率平均为（173 ± 19）次 / 分，第 4～10 天与第一天相似，最低心率为 93 ± 12 次 / 分。10～13 岁最高心率醒时为 100～200 次 / 分，睡眠时为 60～100 次 / 分，最低心率醒时为 45～80 次 / 分，睡眠时为 30～70 次 / 分，总心搏数为 12 万～14 万。

二、P 波时间较成人短，电压低，波形不一

（1）新生儿期 P 波时间有一过性缩短趋势。P 波一般以Ⅱ、V3～V5 较宽，最大值婴儿不超过 0.08 s，儿童不超过 0.09 s。

（2）P 波电压在新生儿期较高，可达 0.21～0.25 mV，生后 3 天以内，部分可达 0.25～0.3 mV，这与出生后早期肺动脉压较高，右房、右室相对较大有关。

（3）P 波波形，在各年龄组均见到切迹，属生理现象。P 波形态在各导联不一。

三、P–R 间期较短与心率成反比

P–R 间期随年龄和心率相应有变化，与心率成反比，最短为 0.08 s，最长为 0.18 s。

四、QRS 波，婴幼儿常呈右室占优势图形，新生儿期呈悬垂型

（1）Q 波较成人多见，且较深，在婴儿期以Ⅱ、Ⅲ、aVF 导联最多见。随着年龄增加，Ⅰ、aVL 及左胸导联的 Q 波增多，右胸导联一般不出现 Q 波。

有时 Q/R 比值比单纯 Q 波深度更有意义，其正常比值为Ⅰ、Ⅱ小于 0.25，V5、V6 小于 0.20。Q 波时间各导联小于 0.03 s。

（2）R 波振幅一般较高大，呈右室占优势特征，年龄特点较明显，尤其是胸导联，V1（V3R）呈高 R 波，V5、V6 出现深 S 波，随年龄增长 RV1 逐渐减低，RV5 逐渐增高。

（3）S 波振幅一般较大，随年龄增加，而逐渐减低。

（4）QRS 时间，一般右胸导联较其他导联稍宽些，QRS 时间最短为 0.04 s，最长为 0.10 s，10 岁内儿童小于 0.08 s，10～14 岁儿童小于 0.09 s，其平均值随年龄逐渐增加。

（5）R 峰时间（R peak time），旧称室壁激动时间（VAT）或类本位曲折时间，V1 导联小于 0.03 s，V5 导联小于 0.03 s，1～14 岁儿童小于 0.04 s。

（6）低电压，由于小儿 QRS 电压一般较成人高，因而小儿低电压标准应比成人略高，以Ⅰ、Ⅱ、Ⅲ导联均小于 0.8 mV 为低电压标准。

（7）左右两侧胸导联的 R/S 比值。

（8）左右心室综合值。

五、ST 段有程度不同的偏移

不同年龄各导联 ST 段偏移程度不同，一般来说，肢体导联和左胸导联的偏移较右胸导联小，右胸及胸中部导联偏移范围较大，这种变化可能与幼年时右心室占优势，以后左心室占优势有关。

六、T 波的变异较大

小儿 T 波变异较大，与成人相比有明显的年龄特征。在新生儿时期肢体导联与右胸导联（V1～V3）可出现 T 波低平、倒置。

七、Q–T 间期随年龄改变，与心率成反比

（1）新生儿时期有一过性缩短趋势，以后随年龄而延长，Q–T 间期最短为 0.21 s，最长为 0.40 s。由于心率不同，Q–T 间期也相应变化，与心率成反比。

（2） Q–Tc 比值，新生儿有一过性增高，随年龄增加，相对稳定。

八、心电轴

新生儿至儿童心电轴以右偏为主，当心电轴左偏时多提示有病理意义。

九、小儿心电图波、段、间期、电轴的正常值

（一）P 波

（1）时限：2 岁以下不超过 0.08 s，儿童期不超过 0.09 s。

（2）振幅：各导联一般不超过 0.25 mV。

（3）形态：圆钝形，Ⅰ、Ⅱ、aVF、V3～V6 导联均为直立，Ⅲ、aVL、V3 R、V1 导联可直立、双向或倒置，aVR 倒置。

（二）P-R 间期

正常为 0.08～0.18 s。

（三）QRS 波群

（1）时限为 0.04～0.10 s。

（2）振幅：① RⅡ+RⅢ ＜ 4.5 mV，RⅠ+SⅢ ＜ 3.0 mV，RaVR ＜ 0. 5 mV，RaVL ＜ 2.0 mV，RaVF ＜ 2.5 mV。② 3 岁以下 RV1 小于 1.5 mV，3 岁以上 RV1 小于 1.0 mV。③ RV5 ＜ 3.0 mV。④ V1 导联 R/S 比值：1 岁以下儿童小于 5.0，1～3 岁儿童小于 2.5，3～5 岁儿童小于 2.0，5 ～12 岁儿童小于 1.5，12 岁以上儿童小于 1.0。

（3）形态：① Q 波：Ⅰ导联不多见，V3 R、V1、V2 导联一般不应出现 Q 波，Ⅱ、Ⅲ、aVF、V5 联可有 Q 波。aVR 联可呈 QS 或 Qr 型。Q 波时限一般不超过 0.04 s，儿童期 Q 波电压一般小于 1/4 R 波。②波：右胸导联或 aVR 导联较常见到 R 波或挫折、顿挫。③ VAT：右室壁小于 0.03 s，左室壁小于 0.04 s。

（四）ST 段

ST 段偏移，以 PR 段为准（指 P 波终点到 R 波或 Q 波的起点）。在胸导联 ST 段抬高不超过 0. 02 mV，其余导联小于 0.1 mV，压低小于 0. 05 mV。

（五）T 波

电轴与 QRS 波电轴基本一致，即在以 R 波为主的导联 T 波应直立。6 岁以下 V1～V4 导联 T 波可倒置。

振幅：以 R 波为主的导联，一般 T 波不应低于 1/10 R 波。

（六）U 波

U 波在 T 波后 0.02～0.04 s 出现，方向与 T 波相同，电压低于 T 波。

（七）Q-T 间期

Q-T 间期随年龄、心率改变而不同。

由于胎儿血流动力学的特点，肺血管床阻力增高，右心室面临高的肺血管阻力，压力随之增高，因此新生儿正常心电图以右心室占优势。其新生儿心电图特点如下：

（1）电轴右偏，一般在 +30° ～+180° 。

（2）右胸导联有高的 R 波，左胸导联有深的 S 波。

（3）胸导联 QRS 波群约有 50% 呈右室序列（V1 导联呈 Rs 型，V5、V6 导联呈 rs 型），50% 呈均势序列（V1 和 V5、V6 导联均以 R 波为主）。

（4）T 波改变：生后 5 分钟内，全部胸导联 T 波直立，1～6 小时为过渡阶段，3～5 天后右胸导联 V1～V4 均倒置，左胸导联 T 波直立。T 波振幅在新生儿期均偏低。

（5）生后 3 天内 P 波可以高尖，部分可达 0.25～0.3 mV。

十、小儿房室肥大心电图诊断标准

（一）心房肥大的心电图表现

正常的心脏激动起源于右房上部的窦房结，因此心房除极从右心房开始，然后由房间束传导至左心房，整个除极过程分为三个部分：初始部分为右房除极，中间部分为左右心房除极，终末部分为左房除极。所以右房肥大时，心房除极时间不延长，仅表现为电压增高，P 波高尖；而左房肥大时，则表现为心房除极时间延长，P 波增宽；双心房肥大时，P 波可以表现为既高又宽。

心房肥大的心电图诊断标准：

1. 左房肥大

（1）P 波增宽，Ⅰ、Ⅱ、aVR、aVL 导联上比较明显，P 波时间在婴儿期大于 0.08 s，儿童期大于 0.10 s。

（2）P 波有切迹，呈双峰型，两峰间距大于 0.04 s，婴儿大于 0.03 s。

（3）V1 导联 P 波呈双向，先正后负，终末部分负向明显加深，振幅大于 0.1 mV，或时间大于 0.04 s，或 PtfV1 指数小于 –0.03 mms。PtfV1 指数：即终末负向部分振幅（mm）和时间（s）的乘积。

2. 右房肥大

（1）P 波高尖，Ⅱ、ⅢaVF 导联明显，P 波振幅大于 0.25 mV。

（2）P 波时间可以正常。

3. 双心房肥大

双心房肥大患者同时有左心房肥大和右心房肥大的特点，P 波电压大于 0.25 mV，时间为：婴儿大于 0.08 s，儿童大于 0.10 s。

（二）心室肥大的心电图表现

心室的正常除极顺序：从室间隔左室面心内膜下心肌开始，传导到整个室间隔，然后到心尖部，再到心室底部。心室的除极由心内膜下心肌向心外膜进展，室间隔、心尖、心底部心肌的除极是互相交错进行，不能截然分开。心电图诊断心室肥大主要依靠 QRS 波的电压振幅，因小儿的心脏解剖生理特点为：新生儿、婴儿期右心室占优势，以后逐渐演变为左室占优势。所以，不同年龄组的心室肥大心电图诊断需参考相应的正常值。

心室肥大的心电图诊断标准：

1. 左室肥大

（1）胸导联：① V5、V6 导联的 R 波增高，3 岁以下儿童大于 3.0 mV，3 岁以上儿童大于 3.5 mV。② RV6 高于 RV5。③ V1 导联 S 波加深，3 岁以下：SV1 ＞ 1.5 mV，3 岁以上：SV1 ＞ 2.0 mV。④ RV5+SV1：3 岁以下儿童大于 4.5 mV，3 岁以上儿童大于 5.0 mV。⑤ V5、V6 导联出现深的 Q 波，Q 波电压大于 0.45 mV，提示室间隔亦增厚。⑥ V5、V6 导联 T 波改变，轻度左室肥大，T 波高耸；重度左室肥大时则 T 波低平甚至倒置。

（2）肢体导联：① RⅡ+RⅢ ≥ 4.5 mV。RⅠ+SⅢ ≥ 3.0 mV。② RaVL ＞ 2.0 mV。③ RaVF ＞ 2.5 mV。④心电轴左偏，小于 0°，但一般不超过 –30°，婴儿期小于 +60°。

2. 右心室肥大

（1）胸导联：① V1、V3 R 导联 QRS 波呈 qR 型，纠正性大动脉转位时除外。② V1、V3 R 导联 QRS 波呈 R、rsR' 型，R ＞ 2.0 mV，R' ＞ 1.5 mV。③ V1、V3 R 导联 QRS 波呈 Rs 型，R/S 比例超过正常上限：小于 1 岁：大于 5；1～3 岁：大于 2.5；3～5 岁：大于 2.0；5～12 岁：大于 1.5；12～16 岁：大于 1.0。④ V5 导联 S 波加深，3 岁以下：SV5 ＞ 1.5 mV，3 岁以上：SV5 ＞ 0.9 mV。⑤生后 5 天至 12 岁，V1 的 T 波一般倒置，如 TV1 直立，提示右心室压力增高。

（2）肢体导联：①电轴右偏，大于 +120° 或以上。② aVR 导联 R 波增高，R/Q ＞ 1。

3. 双心室肥大

（1）同时有左、右心室肥大的心电图表现。

（2）心电图上有左心室肥大，伴下列一项或一项以上：① RV1 或 R' V1 增高，接近正常值上限；② V1 导联 R/S ＞ 1；③ V5 导联 R/S ＜ 1；④ aVR 导联 R/Q ＞ 1；⑤电轴右偏。

（3）心电图上有右心室增大，伴下列一项或一项以上：① RV5 或 RV6 增高，接近正常上限，伴 T 波高耸直立；② V5、V6 导联 Q 波深，q ＞ 0.2 mV；③ V1 导联的 T 波直立，V5 导联的 T 波倒置。

（4）肢体导联呈 RS 或 QR 双相形态，V3、V4 导联 R+S ＞ 6.0 mV。

（王晓丽）

第八节　小儿常见心律失常动态心电图

心律失常是小儿常见的心脏疾病之一，它的确切发生率尚不清楚，可以单独存在，也可以与其他心血管疾病同时存在。根据复旦大学附属儿科医院资料，在 248 例 3 岁以上、不伴其他心血管疾病的心律失常患者中，室性期前收缩 136 例，房性期前收缩 56 例，交接区性期前收缩 22 例，预激综合征 11 例，右束支阻滞 10 例，阵发性房室传导阻滞 7 例，室上性心动过速 6 例。各类期前收缩占总数的 77%，室性期前收缩占总数的 55%，是小儿最常见的心律失常，而室上性心动过速是小儿最常见的快速性心律失常。

一、常见的各种心律失常

（一）期前收缩（ premature beats ）

期前收缩又称过早搏动，是指起源于异位起搏点的提前激动。按起源部位，期前收缩可分为房性、交接区性和室性期前收缩，其中室性期前收缩最为常见。

期前收缩大多见于健康小儿并无器质性心脏病者；也可由于过劳、精神紧张、消化不良或自主神经功能亢进所致。各类器质性心脏病、洋地黄、奎尼丁、锑剂中毒、低血钾、心导管检查、心脏手术后也可发生期前收缩。

大多数患者临床上无症状，偶有心悸、胸闷、心前区不适或表现不安、恐惧等。心脏听诊可听到心搏提早之后有较长的间歇。

期前收缩的心电图和动态心电图特征：

1. 室性期前收缩

室性期前收缩为过早出现的 QRS 波群和 T 波，其前无相关 P 波，QRS 波群宽大畸形，时间多超过 0.10 s，T 波与 QRS 主波方向相反，其后常有完全性代偿性间歇。插入性室性期前收缩，无代偿间歇。

2. 房性期前收缩

房性期前收缩为过早出现的 P 波，P 波形态与正常 P 波略有不同，P' –R 间期在 0.12 s 以上其后有 QRS 波群及 T 波，形态多正常，代偿间歇常为不完全性。

3. 交接区性期前收缩

交接区性期前收缩为房室连接区逆行 P 波可出现在 QRS 波群之前、后，或藏在

QRS 波群中，P–R 间期少于 0.10 s。

动态心电图检查可以监测期前收缩的类型及其发生期前收缩的时间规律。一般认为，无症状的室性期前收缩与自主神经功能紊乱有关，交感神经或迷走神经张力的过度增高会引起期前收缩，交感神经张力增高，期前收缩多发生在白天，而迷走神经张力增高引起的期前收缩主要发生在晚间。期前收缩的类型及时间规律，对评价期前收缩的治疗效果和预后有一定价值。复旦大学附属儿科医院对 214 例心电图诊断期前收缩的患者进行动态心电图和运动平板负荷试验，其中室性期前收缩 136 例，期前收缩呈夜间型的 69 例（50.7%），日间型的 41 例（30.1%），无规律型 16 例（11.8%），10 例（7.4%）在动态心电图检查中未发现室性期前收缩。运动平板负荷试验中观察到日间型的室性期前收缩患者组的运动试验阳性率明显高于夜间型期前收缩患者组，阳性率分别为 53.6%（22/41）和 21.7%（15/69），提示日间型期前收缩的患者在运动中发生心律异常的几率较高，需要定期随访观察并给予适宜运动的指导。动态心电图在判断室性期前收缩的类型上比静态心电图检查更准确和全面。例如，判断室性期前收缩伴或不伴短阵室性心动过速的发生。室性期前收缩有时会引发短阵室性心动过速，发作次数较少时，静态心电图检查很难捕捉到，必须依赖长程的动态心电图监测才能发现。发现室性融合波：室性期前收缩时动态心电图上出现室性融合波，往往提示心肌有病变或有心肌炎，对临床诊断、治疗及预后评估有重要意义。

房性期前收缩可以发生在正常儿童，对房性期前收缩的治疗及预后目前仍存在不同观点，一般认为房性期前收缩对心室功能的影响较小，预后相对较好。由于房性期前收缩对心室收缩功能影响很小，极少引起心力衰竭和恶性心律失常，因此临床上重视不足，对其研究甚少。根据医院资料，56 例房性期前收缩患者经动态心电图检查发现：55.3%（31/56）为日间型，41.1%（23/56）为夜间型，3.6%（2/56）无规律型。运动平板负荷试验中发现日间型房性期前收缩患者组的阳性率显著高于夜间型患者组，分别为 58% 和 21.7%。21 例单型性房性期前收缩病人中，4 例在运动试验中诱发较严重的心律失常（多源性房性期前收缩和房性心动过速），说明小儿房性期前收缩和室性期前收缩一样，具有病理意义。动态心电图检查还可以帮助发现房性期前收缩的一些间歇性变化，如阻滞性房性期前收缩、短阵房性心动过速、短阵的心房扑动、心房颤动等。

交接区性期前收缩与室性、房性期前收缩一样，日间型期前收缩患者运动平板负荷试验的阳性率明显高于夜间型患者，少数患者在运动中诱发多源性交接区性期前收缩，提示小儿的交接区性期前收缩也具有病理意义。由于交接区性期前收缩和房性期前收缩一样，很少引起严重的心力衰竭和恶性心律失常，临床上研究较少。

动态心电图对期前收缩的诊断，不但有助于发现静态心电图不易捕捉到的一过性、间歇性和偶发性的心电图异常，还能够记录分析期前收缩的数量、昼夜变化规律、期前收缩与临床表现之间的联系，是小儿期前收缩诊断中重要的检查手段。在期前收缩的治疗方面，多数患者不需抗心律失常药物治疗，如有明确的治疗指征，可予相应的药物治疗。一般情况下，年长儿的期前收缩如有症状或伴有器质性心脏病，可给予抗心律失常药。抗心律失常药物治疗过程中，动态心电图检查可以明确期前收缩的数量变化及期前收缩数量与服药时间、方法上的联系，以指导药物剂量、用法上的调整，并能观察发现抗心律失常药物的副作用。

（二）窦性心动过速（sinus tachycardia）

窦性心动过速指窦房结发出激动的频率超过正常心率范围，窦性心动过速常见于以下情况：

（1）生理状态：哭闹、运动、情绪紧张，应用药物如阿托品、麻黄素、肾上腺素等。

（2）病理状态：感染发热、出血、低血压、休克、心力衰竭、贫血、心肌炎、甲状腺功能亢进等。静态心电图和动态心电图上 P 波和 QRS 波群形态和电轴完全正常。心率过快时，P 波与 T 波可以重叠。窦性心率极快时偶可出现 ST 段压低，T 波平坦甚至倒置。一般而言，窦性心率在儿童超过 140 次 / 分，婴儿超过 160 次 / 分时称为窦性心动过速。在窦速时，心率一般小于 200 次 / 分。

窦性心动过速在大多数情况下，采用静态 12 导联心电图就能明确诊断。如果窦性心动过速持续存在、心率过快并发生 P 波与 T 波重叠时，动态心电图检查是必要的。如果发生特发性窦性心动过速，则动态心电图检查很有必要。动态心电图上可以观察心率的昼夜变化，监测自主神经张力，比如甲状腺功能亢进时，由于交感神经张力增高，心率增快，且昼夜变化不大。小儿窦性心动过速时，可能出现 P 波和 T 波的重叠，此时需要与房性心动过速鉴别。复旦大学附属儿科医院曾对 276 例 5～12 岁的正常儿童做极量运动平板负荷试验，当窦性心率超过 190 次 / 分后，仅有 5 例（1.81%）发生了 P 波和 T 波的重叠，P–R 间期相应缩短，但无临床症状；心率减慢后，P 波和 T 波的重叠现象消失。动态心电图上如能发现 P 波和 T 波的重叠现象随心率减慢消失，则倾向于诊断窦性心动过速；如果心率在 190 次 / 分以下，发生 P 波和 T 波的重叠且 P-R 间期没有相应缩短甚至有延长，则有助于房性心动过速的诊断。

（三）室上性心动过速（ supraventricular tachycardia）

室上性心动过速是小儿最常见的快速心律失常，其中阵发性室上性心动过速最为多见，临床上特点为阵发性发作，突发突止，在婴儿期发作，心室率常超过 230 次 / 分，3 岁以上发作心室率常超过 180 次 / 分。

多数患者无器质性心脏病，尤其是小婴儿的发作。其发病机理多数为折返激动，其次为心房或房室结的自律性增高所致。按照电生理学分类，以房室折返性心动过速、房室结折返性心动过速、自律性房性心动过速最为多见。某些先天性心脏病，如三尖瓣下移、纠正性大动脉转位、单心室等容易发生室上性心动过速。

室上性心动过速心电图和动态心电图特点：P 波多数看不见，少数 P 波可辨，可在 QRS 波群之前，也可在 ORS 波群之后，P 波电轴异常。QRS 波群时间大多正常，少数可有宽大的 QRS 波群。

婴儿期的室上性心动过速发作往往表现为面色苍白、呼吸急促或者呕吐。发作时间长，可导致充血性心力衰竭，表现为烦躁、拒吮乳、呼吸困难和肝大浮肿。一旦发生心衰，患者的情况会急剧恶化。儿童期的室上性心动过速发作则常常诉心悸、疲乏、气短和胸痛，少数患者因脑缺氧而发生短暂晕厥。

室上性心动过速的诊断主要依靠静态心电图检查和电生理检查，动态心电图检查则在室上性心动过速反复发作时与临床症状的关联上有一定帮助，尤其在发现并诊断无症状的室上性心动过速发作时较静态心电图检查更有价值。如果动态心电图能够记录到室上性心动过速发作以及发作前后的心电图，对明确室上性心动过速的类型辨别有帮助。

（四）心房扑动与心房颤动（atrial flutter and fibrillation）

心房扑动与心房颤动在儿科相对较少见。多数患者有器质性心脏病，如心肌炎、心肌病、心房手术后（Mustard 手术或房间隔缺损修补术后）以及洋地黄中毒等等。静态心电图和动态心电图特征如下：房扑时 P 波消失，代之以频率 280～480 次 / 分的匀齐、大小相同的锯齿形波形（F 波），其间无等电位线。F 波多数在Ⅱ、Ⅲ、aVF 导联中最为明显。心房扑动激动下传多呈规律的 2∶1～4∶1，1∶1 下传甚为少见。QRS 波群形态多正常，但可因室内差异传导或束支传导阻滞而增宽、畸形。房颤时心房各部分心肌纤维不协调地、无规则地乱颤。P 波消失，代之以频率 350～600 次 / 分的节律不匀齐、大小不等的波浪形小波（f 波），大部分 f 波并不能下传，房室传导比为 2∶1～5∶1，心室率通常也显著增快且节律极不规则。QRS 波群形态正常但亦可以增宽，后者的原因常常是伴有室内差异传导。

临床表现视心室率的快慢而定，心室率的快慢决定了患者的心输出量。心室率过快时，心输出量下降，易于发生心功能不全。房颤时心房丧失有效收缩，在心房内易形成血栓。

心房扑动和颤动的诊断主要也靠静态心电图，动态心电图有助于间歇发作的心房扑动和颤动的诊断。

（五）室性心动过速（ventricular tachycardial）

室性心动过速指连续 3 个或 3 个以上起源于心室的搏动，小儿室性心动过速的心室率多超过 120 次 / 分，通过静态 12 导联心电图检查常可明确诊断。

室性心动过速可发生在任何年龄阶段，患者可以伴或者不伴有器质性心脏病，临床上可有或者无症状，是一种复杂的快速性心律失常。室性心动过速的病因很多，急性室性心动过速的常见原因包括：①内环境紊乱：低氧血症、代谢性酸中毒、低钾血症、低钙血症、低镁血症等；②感染：心肌炎、风湿热、流感等；③心肌创伤或梗死、心导管术、心脏手术、心脏外伤、电生理检查、起搏器起搏等；④川崎病；⑤药物作用：麻醉药物、抗心律失常药物、洋地黄类、儿茶酚胺类、三环类抗抑郁药、可卡因等；⑥低血糖症；⑦特发性室性心动过速；⑧尖端扭转型室速可由某些导致 Q–T 间期延长的药物所引起，如抗心律失常药（ⅠA、ⅠC 和Ⅲ类）、非竞争性抗组织胺药（阿司咪唑）、三环抗抑郁药等。慢性室性心动过速的病因主要是：①器质性心脏病：先天性心脏病（法洛四联症、冠状动脉起源异常、二尖瓣脱垂、三尖瓣下移畸形等）、肥厚型心肌病、扩张型心肌病、致心律失常性右心室心肌病；②心脏病手术后；③心脏肿瘤；④长 Q–T 间期综合征；⑤药物作用；⑥特发性室性心动过速。

室性心动过速的静态心电图和动态心电图特征是连续出现 3 个或 3 个以上的室性期前收缩，QRS 波群宽大畸形，T 波方向与主波方向相反，心室率多在 120～200 次 / 分。如能发现 P 波，则 P 波的频率一般比 QRS 波群频率为慢，P 波与 QRS 波群之间无固定关系。如能发现有 P 波传入心室，则心室可以由下传激动夺获，或形成室性融合波。所以，异常的 QRS 波群和房室分离是诊断室性心动过速的确诊依据。

发作时常见症状为心悸、伴心跳快、心搏强的感觉，心前区不适、胸闷、胸痛及乏力。

严重时可伴有血压下降、休克、心力衰竭、昏厥，可发生阿－斯（Adams－Stokes）综合征。但小儿室性心动过速也可没有症状，静态心电图上 QRS 波群也不宽大畸形，临床上发作时与室上性心动过速较难鉴别，比如特发性室性心动过速发作时，患者一般都能耐受而无症状。动态心电图中如能发现室性融合波和房室分离，则可明确室性心动过速的诊断。此外，动态心电图在诊断无症状性室性心动过速方面有重要意义。

特发性室性心动过速、婴幼儿无休止性室性心动过速、致心律失常性右心室心肌病是小儿时期室性心动过速的特殊类型。临床上各自具有特征。

1. 特发性室性心动过速

特发性室性心动过速（idiopathic ventricular tachycardia，IVT）是指无器质性心脏病证据、无任何致心律失常诱因下发生的室性心动过速。根据室性心动过速的起源部位不同，分为特发性右室流出道室性心动过速和特发性左室室性心动过速。患者无任何症状，常在体检或静态心电图、动态心电图检查时才被发现，如发作时心室率过快，患者可出现临床症状。部分患者被运动诱发，多数患者对维拉帕米治疗有效。

2. 婴幼儿无休止性室性心动过速

婴幼儿无休止性室性心动过速（infant incessant ventricular tachycadia）是较少见的室性心动过速，这种室性心动过速发生在婴儿期，几乎是持续发作。据报道，共 20 例患者，发病年龄均小于 26 个月，平均 10 个月。女孩 13 例，男孩 7 例。9 例出现心力衰竭；6 例经心肺复苏，其中 4 例因误诊为室上性心动过速应用洋地黄而诱发心室颤动；5 例临床上无症状。室性心动过速发作时，心室率在 170～440 次 / 分，18 例 QRS 波群始终维持同一波形而无变化，2 例出现一种以上的 QRS 波形；9 例患者电轴左偏，QRS 波群为右束支传导阻滞图形。电生理检查发现 13 例起源于左心室，4 例起源于右心室，3 例起源于左、右心室之间。13 例患者在给予期前刺激时能终止室性心动过速的发作。所有病人对 2 种以上的抗心律失常药物治疗均无效。对 18 例外科手术中切除的电生理研究标记的最早激动点做病理检查，发现 15 例为心脏肿瘤，其中 13 例是浦肯野细胞瘤，2 例是横纹肌肉瘤，另 3 例分别见心肌非特异性纤维化和慢性心肌炎改变。

婴儿型无休止性室性心动过速在 QRS 波群图形仅轻微异常，QRS 波群图形时限正常的情况下，心电图诊断困难，极易与室上性心动过速混淆，如能在静态心电图或食道心电图上发现窦性心律，则可辨认 QRS 波有无异常。如果发现房室分离的证据，则支持室性心动过速的诊断。

3. 致心律失常性右心室心肌病

致心律失常性右心室心肌病（arrhythmogenic right ventricular cardiomyopathy，ARVC）是一种少见病，表现为右心室扩大，右心室功能不全和左束支传导阻滞波形的室性心动过速。心肌病理显示右心室的游离壁有纤维增生和脂肪化。此病的右心室微小病变伴室性心动过速可在小儿时期发病，如果患者出现阵发性左束支传导阻滞波形的室性心动过速，室性心动过速可以被运动诱发，尽管超声心动图检查可能正常，也需要长期的随访，并有必要做右心室造影检查帮助诊断。

（六）心室扑动与心室颤动

心室扑动与心室颤动（ventricular flutter and fibrillation）是极严重的心律失常，心室扑动时，心室收缩无力，很快转为心室颤动，心室完全失去收缩功能，心输出量极低，如不能及时复律，会导致死亡。心室扑动和心室颤动往往是重症病毒性心肌炎、心肌梗死、完全性房室传导阻滞的并发症，也可由触电、严重酸中度、低钾血症、药物中毒（洋地黄、奎尼丁、胺碘酮等）引起，患者临终前常可记录到心室扑动和心室颤动。静态心电图和动态心电图的特征：

（1）心室扑动：表现为匀齐而连续的粗大波动，其频率多在 150～250 次 / 分，QRS 波群与 T 波不能分辨。心室扑动一般持续时间很短，很快就转为心室颤动。

（2）心室颤动：心肌只有杂乱的电活动，没有协调匀齐的收缩，呈混乱的波动，形状振幅都不规则，频率为 250～500 次 / 分。

由于心室扑动和心室颤动发作时，患儿很快发生心源性休克，死亡率极高，因此动态心电图一般并不用于监测心室扑动和心室颤动，但偶尔可记录到它的发作。

（七）预激综合征

预激综合征（preexerciting syndrome）是由心脏异常旁路引起的心电信息变化，儿科临床上较少见，有报道 3383 例婴儿中仅发现 2 例（0.59%）预激综合征。患者可发生阵发性室上性心动过速。心脏异常旁路包括：

（1）Kent 束：旁路位于右房和右室之间，激动经过 Kent 束从右房直接传导到右室，心电图上表现出典型的预激综合征表现，又称为 W–P–W 综合征。

（2）James 束：旁路从后结间束发出，绕过房室结的体部，进入房室结下部与房室束相连，心电图表现为 P–R 间期缩短，短 P–R 间期综合征又称 L–G–L 综合症。

（3）Mahaim 纤维：起源于房室结下部、房室束或左右束支，中止于室间隔肌部。旁路多见于胎儿及新生儿，可引起 P–R 间期正常、QRS 波群宽大畸形的心电图变化。

多数患者不伴器质性心脏病，某些先天性心脏病（如三尖瓣下移畸形、室间隔缺损、二尖瓣脱垂、三尖瓣闭锁、纠正型大动脉转位等）、心肌炎、心肌病时可合并预激综合征，少数患儿有家族史。

预激综合征的静态心电图和动态心电图特征：

（1）典型预激综合征：P–R 间期缩短，QRS 波群时限增宽，QRS 波群起始处有 8 波，根据旁路在心室中止部位不同分为三型，① A 型：旁路中止于心室后底部，V1～V6 导联 QRS 波群均呈 R 型或 Rs 型，起始有 δ 波，此型最多见；② B 型：旁路中止于右房、右室交界处，V1 导联呈 QS 或 rS 型，V5、V6 导联 QRS 波群均呈 R 型，酷似左束支传导阻滞的波形，且 QRS 波起始有 δ 波；③ C 型：此型少见。V5、V6 导联有深 Q 波，QRS 波群呈 Qr 型或 QR 型，V1～V4 导联以 Q 波为主，电轴右偏，类似右束支传导阻滞波形。

（2）短 P–R 间期综合征：P–R 间期缩短 QRS 波群正常。

（3）Mahaim 纤维预激征：P–R 间期正常，QRS 波群宽大畸形，起始部有 δ 波。

预激综合征引发的室上性心动过速心室率可达 200～300 次 / 分，1 岁以内和 4～6 岁是预激综合征引发的室上性心动过速好发年龄段。临床症状取决于心室率的快慢和患者的耐受性。大多数患者发作时有临床症状，有心悸、胸闷、头晕、脸色苍白、精神差、食欲不振等，但经治疗转律后并不致命。极少数患者可引起心房颤动并诱发心室颤动而导致猝死。

持续存在的预激综合征在静态 12 导联心电图检查时诊断并不困难，临床上一部分患者可表现为间歇性预激综合征，此时，动态心电图检查对诊断更有帮助。

（八）房室传导阻滞

房室传导阻滞（atrial ventricular block，AVB）是指冲动从心房传导到心室的过程异常延迟，甚至有部分或所有的激动不能通过传导组织到达心室。房室传导阻滞可发生于传导组织从心房到心室内末梢纤维的各个水平，包括房室结、希氏束或左右束支的阻滞，但不包括单束支阻滞。

房室传导阻滞可以是生理性的，比如期前收缩后，由于房室结处于不应期，使得下一次窦房结的激动不能下传，从而引起房室传导阻滞，这种生理性传导阻滞是心脏的自我保护机制，并无病理意义。病理性的房室传导阻滞常常由于疾病引起，常见的病因有：病毒性心肌炎、风湿热、先天性心脏病（如纠正型大动脉转位、原发孔型房间隔缺损、完全性房室隔缺损、三尖瓣下移畸形等）、心肌病、迷走神经张力过高、药物作用等。母亲有系统性红斑狼疮的小儿可发生先天性三度房室传导阻滞。房室传导阻滞按阻滞程度可分为一度、二度和三度（完全性）房室传导阻滞。部分健康儿童动态心电图检查可发现一度或二度Ⅰ型房室传导阻滞，有些表现为间歇性房室传导阻滞。

1. 一度房室传导阻滞

一度房室传导阻滞心电图和动态心电图特征为：所有心房激动均可下传到心室，但是 P–R 间期（房室传导时间）超过正常值，当 P–R 间期显著延长时，P 波甚至可隐伏于前一心动周期的 T 波内，需仔细辨认确诊。迷走神经张力增高、风湿热、心肌病、先天性心脏病（如房室隔缺损、三尖瓣下移、纠正性大动脉转位）、心脏手术创伤和地高辛中毒时可引起。常无明显的自觉症状或体征改变。

2. 二度房室传导阻滞

二度房室传导阻滞分为Ⅰ型和Ⅱ型。静态心电图和动态心电图特征为：

（1）二度Ⅰ型房室传导阻滞：P–R 间期呈逐渐延长，直至发生心室漏搏，周而复始，呈规律性周期改变；在 P–R 间期逐渐延长的同时，R–R 间期逐次缩短，直至发生心室漏搏；伴有心室漏搏的 R–R 间期小于 2 个 P–P 间期；心室漏搏后的第一个 R–R 间期较漏搏前任何一个 R–R 间期长。

（2）二度Ⅱ型房室传导阻滞：P–R 间期正常或延长，但固定不变；P 波按规律出现，部分 P 波之后不继以 QRS 波群。伴有心室漏搏的 R–R 间期为 P–P 间期的简单倍数；房室阻滞的比例多为 2∶1 或 3∶1。

二度Ⅰ型房室传导阻滞多为暂时性，阻滞部位多在房室结或希氏束近端，预后良好，经病因治疗后常可恢复。如阻滞点发生于希氏束远端，则可能进展为二度Ⅱ型，甚至三度房室传导阻滞，临床上应严密观察、随访。二度Ⅱ型房室传导阻滞部位常在希氏束以下，预后较差，易发展为三度房室传导阻滞，如心室率慢于 50 次 / 分，常需植入人工心脏起搏器。

3. 三度房室传导阻滞

三度房室传导阻滞（完全性房室传导阻滞）的静态心电图和动态心电图特征为：P 波

与 QRS 波群两者之间毫无关系，P–P 间期和 R–R 间期分别有其固定节律，一般情况下心房率快于心室率。心室率慢而规则，QRS 波群形态与频率取决于阻滞部位及室内逸搏节律点的位置，位置越低，心室率越慢，QRS 波群宽大畸形越明显。

4. 先天性房室传导阻滞

先天性房室传导阻滞的发病率较低，为 1/25000～1/15000。其中 30% 伴有先天性心脏病，多见于心室反位、左型同构异侧房、完全性房室隔缺损、法洛四联症、继发孔房间隔缺损、膜周部室间隔缺损和三尖瓣下移畸形。母亲孕期患有结缔组织病，如系统性红斑狼疮、斯耶格伦综合征以及其他少见的结缔组织病，出生的婴儿中也可发生完全性房室传导阻滞。

完全性房室传导阻滞的危险因素主要是低心室率和 Q–T 间期延长伴宽大的 QRS 波群，前者主要导致心搏出量的不足，后者易引起室性心律失常，包括室性心动过速、心室扑动、心室颤动等恶性心律失常。如果患者合并有器质性心脏病，危险性增加。虽然婴儿期的危险性较小儿期大，据一项研究报道，对一组生后 6 个月～15 岁的完全性房室传导阻滞的患者随访 12 年，总死亡率为 9%。因此，对小儿完全性房室传导阻滞不能忽视，当临床上已经有先兆晕厥或晕厥，有心搏出量降低，运动耐量降低和发生过恶性心律失常，此时需植入起搏器。当出现新生儿的心室率低于 55 次 / 分，小儿心室率低于 50 次 / 分，经心率校正的 Q–T 间期延长，QRS 波群宽大，即使无症状，也可进行预防性起搏，因为很难预测出现症状、意外，甚至猝死的时间。

二、对心律失常及其症状和预后的评估

儿科患者与成人患者有着较多的不同，在动态心电图的应用目的、适应证方面也有着区别。小儿动态心电图主要用于对心律失常的评估，评估与心律失常相关的症状；对有或没有心律失常症状的心血管病患者进行危险评估；对药物治疗或起搏器治疗的疗效进行评估。

（一）评估小儿心律失常

动态心电图对心律失常的分析评估不仅可以定性分析和定量分析，还能确定心律失常发生时患者所处的状态、情绪、活动量等级、治疗情况等。

动态心电图在定性诊断心律失常方面除了能发现心律失常外，还有特殊价值。比如：对各种心动过速的诊断有时可以观察到心动过速的发生和终止过程，帮助鉴别心动过速的性质和来源；发现间歇发作的房室、束支传导阻滞；如能在动态心电图上发现窦房传导阻滞、窦性停搏、慢 – 快综合征，有助于病态窦房结综合征的诊断。

在定量分析方面，成人中有 Lown 分级，但在儿科中并未普遍采用。也有报道根据期前收缩占总心搏数的比例来衡量期前收缩的多少，目前尚无统一的评判标准。

（二）评估与心律失常相关的症状

在儿科，心悸、头晕、晕厥、胸闷、心前区不适感、胸痛是心律失常的常见症状，尤其多见于青春期儿童。这些症状均无特异性，是否与心律失常有关临床上判断困难，静态 12 导联心电图和运动负荷试验有时很难捕捉到症状和心律失常相关的依据，动态心电图检查则有较多的机会发现心律失常。心悸常与期前收缩、心动过速、心房扑动有关；头晕、晕厥则与心动过缓、严重传导阻滞、室性心动过速、心室扑动或颤动等有关，这些严重心律失常往往影响心脏搏出量，导致循环血供不足而产生症状。根据医院资料，对83例4～13岁，有心悸、头晕、胸闷、心前区不适、胸痛症状的正常儿童（静态心电图检查和体检未发现器质性疾病）进行动态心电图检查，11例有心律失常，包括室性期前收缩、房性期前收缩、间歇性一度或二度Ⅰ型房室传导阻滞，另外2例有阵发性T波低平，总体有心电图异常者占15.6%。提示上述症状虽然可以在一些心律失常时产生，但许多非心源性因素也可引起这些症状，如自主神经功能紊乱、焦虑、疲劳以及非心脏的器质性疾病等等。动态心电图检查对这些症状的诊断和鉴别诊断具有一定的意义。

（三）对有或没有心律失常症状的心血管病患者进行预后评估

先天性心脏病是小儿最常见的器质性心脏病之一，在手术或介入治疗前需要对畸形类型、心室功能及治疗后心律失常的风险进行评估，因为心室功能障碍时伴发室性心律失常的患者，发生猝死的风险较高。原发性心肌病的患者心律失常的发生率较高，据报道，发生率最多可高达90%以上，且多数患者无自觉临床症状，动态心电图检查对诊断及预后判断有重要意义。

（四）对药物治疗或起搏器治疗的疗效进行评估

心律失常的药物治疗或植入起搏器后，需要评估治疗效果。应用动态心电图对疗效作出评价，例如观察期前收缩数量的多少，严重心律失常（如室速、室颤、房颤、窦性停搏等）发作的次数、持续时间和心率的变化等。同时观察心律失常发生时与临床症状之间的联系。动态心电图在这方面有重要价值，是静态心电图检查无法替代的。

对于植入起搏器的患者，动态心电图可以评估起搏器的工作情况和对心电信号的感应状态，起到监测的作用。

此外，对一些长期服用药物治疗的患者，定期进行动态心电图检查，可以监测潜在的药物不良反应。

（五）对小儿心率变异性的评估

动态心电图可以作为心脏自主神经功能的评价方法，同时对一些心血管疾病的预后判断及心脏事件发生的预测有一定价值。

（王晓丽）

参考文献

[1] 董卓 . 小儿临床用药 [M]. 长春：吉林科学技术出版社，2017.
[2] 李振芳 . 实用儿科药物剂量速查手册 [M]. 北京：中国医药科技出版社，2018.
[3] 吕新 . 临床心电图鉴别诊断与应用 [M]. 长春：吉林科学技术出版社，2019.
[4] 唐忠善 . 临床心电图精要 [M]. 西安：西安交通大学出版社，2017.
[5] 王春娟 . 现代药物诊疗学 [M]. 沈阳：沈阳出版社，2019.
[6] 王晓玲 . 儿科用药 [M]. 北京：中国医药科技出版社，2016.
[7] 袁洪 . 小儿用药安全 [M]. 北京：中国医药科技出版社，2018.
[8] 翟向红 . 临床心电图诊断与应用 [M]. 长春：吉林科学技术出版社，2019.
[9] 张荣娜 . 儿科用药手册 [M]. 福州：福建科学技术出版社，2015.
[10] 支立娟 . 儿科用药指导手册 [M]. 北京：中国医药科学技术出版社，2019.
[11] 周同甫 . 简明小儿心电图学 [M]. 北京：人民卫生出版社，2016.